JN064926

改訂版

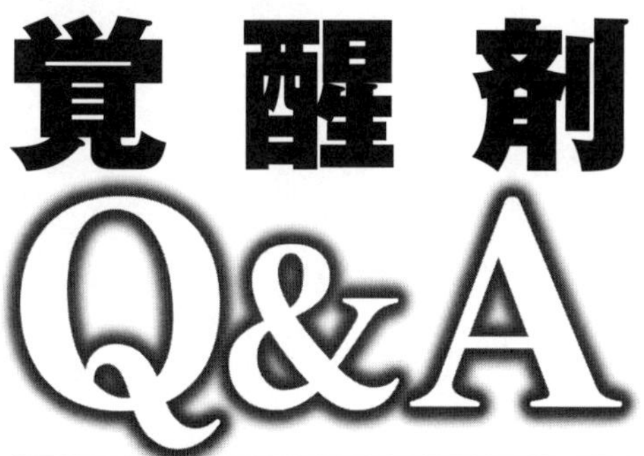

捜査官のための化学ガイド

井上堯子・田中　謙　共著

東京法令出版

改訂版の出版にあたって

本書を出版してから、早十年が経ちました。この間、乱用される薬物としては、MDMAをはじめとして新しい薬物が次々と登場して多様化が進み、その入手方法もインターネットの利用など新しい方法が繁用されるようになってまいりました。しかし、依然として覚せい剤事犯が薬物事犯の主流を占め、残念ながら大きな社会問題の一つであることに変わりはありません。

今回、本書発行の出版社変更に伴い、検査法の詳細説明など加筆・訂正を行い、改訂版として出版することといたしました。これまで以上に覚せい剤事犯捜査の一助となれることを願っております。

改訂版の出版にご尽力頂きました東京法令出版社長星沢哲也氏ならびに松宇正一氏にお礼申し上げます。

平成20年11月

井上　堯子

この度の増刷に当たって、最近増加している受動喫煙の抗弁に関連して、**Q40**に補足説明を加えました。また、「覚せい剤取締法」の表記が「覚醒剤取締法」に、文中の「覚せい剤」も「覚醒剤」に改められたことに合わせ、本書の表記も「覚醒剤」に改めました。さらに、覚醒剤原料を指定する政令の改正に合わせて**Q 8**を加筆訂正しました。

これまで以上に本書を広くご活用頂けましたら幸いです。

令和３年10月

井上　堯子

はじめに

覚せい剤の乱用は一向に鎮静化が見られず、最近は、むしろ、中高生へも拡大し、第三次覚せい剤乱用期に突入したといわれています。

覚せい剤事犯の立証に際し、容疑物件が覚せい剤であることを明らかにし、また、容疑者が覚せい剤を摂取していたことを明らかにすることは不可欠であり、鑑定・検査が大きな役割を果たしております。しかし、捜査や司法に携わる方々にとって、鑑定・検査に関連した化学的な側面や、容疑者が申し立てる様々な事柄の正否を判断する基になる科学的な理論や事実については、なかなかなじみが薄いようであり、著者等は、これまで、様々の質問や問い合わせを受けてまいりました。

本書は、著者等がこれまで覚せい剤鑑定に関連して、警察大学校、司法研修所等での講義の際に受けた質問や、捜査官、検事、弁護士の方々から受けた問い合わせ等を基に、覚せい剤鑑定に関する問題をQ＆A形式にまとめたものであります。捜査官の疑問にお答えでき、覚せい剤事犯捜査に少しでも役立てれば、この上ない喜びであります。

本書の出版に当たり、いろいろと御助言、御指導を賜りました前科学警察研究所副所長瀬田季茂博士に深く感謝申し上げます。また、出版に御尽力頂きました令文社の北原建彦氏にお礼申し上げます。

平成10年９月

井上　堯子

目　次

覚醒剤の化学

覚醒剤の薬理作用と中毒作用

覚醒剤の吸収・代謝・排泄

尿を資料とした覚醒剤の検査

毛髪を資料とした覚醒剤の検査

覚醒剤の微量薬物分析

覚醒剤の化学

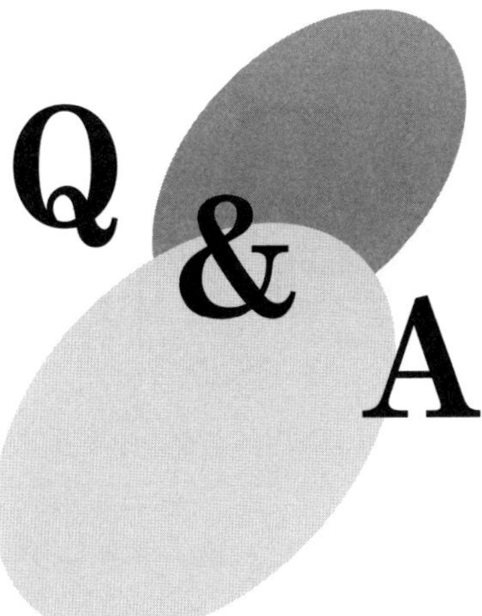

Q 1

覚醒剤とは何ですか？

A

覚醒剤とは、覚醒作用、中枢神経興奮作用を有する薬物の総称ですが、我が国では、通常、「覚醒剤取締法」で規制されているフェニルアミノプロパン（一般名アンフェタミン）、フェニルメチルアミノプロパン（一般名メタンフェタミン）及び各その塩類を指します。なお、本書では、以後一般名を用いることとします。

アンフェタミン、メタンフェタミンは、それぞれ下図のような化学構造を有する化合物ですが、窒素原子にメチル基（CH_3–）が結合しているか否かの相違のみであり、したがって、薬理作用等が非常に類似しています。

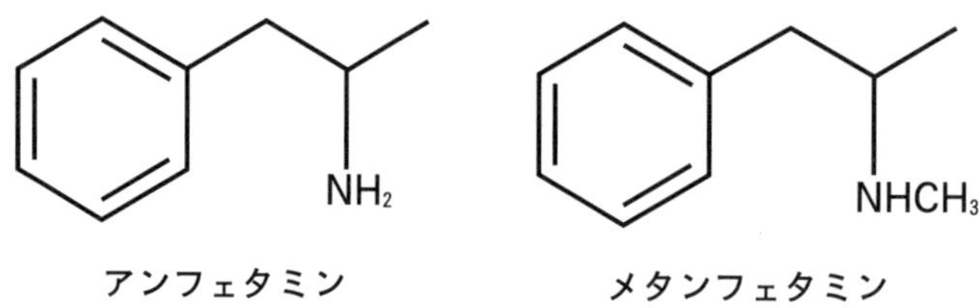

2種の覚醒剤のうち、我が国では、専らメタンフェタミンが乱用されています（コラム参照）。ヨーロッパ諸国では、アンフェタミンが主として乱用されており、また、アメリカでは、これまでアンフェタミンあるいは *dl*–体（**Q 4**参照）のメタンフェタミンが主でしたが、最近は、“アイス”と呼ばれる我が国と同様のメタンフェタミン（*d*–体）が乱用されるようになってきています。

コラム

乱用されている覚醒剤

現在、我が国では主として結晶または粉末状の覚醒剤が乱用されています。

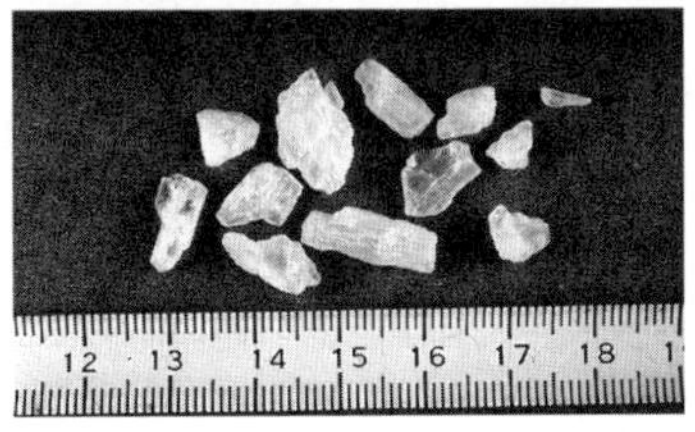

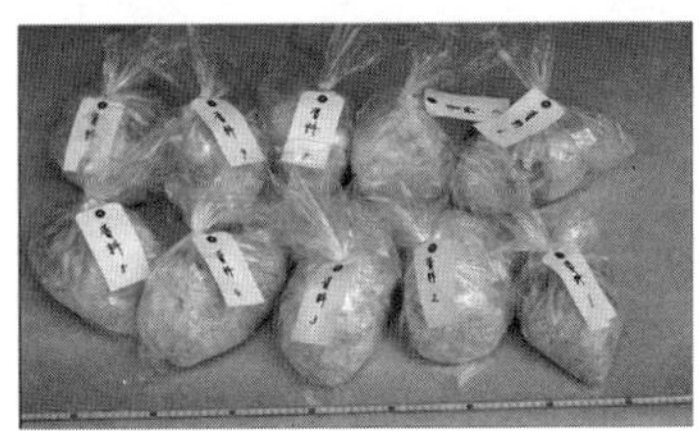

一方、東南アジア諸国では、ヤーバーと呼ばれる錠剤型の覚醒剤の乱用が大きな社会問題となっています。この錠剤型覚醒剤は、通常橙色に着色されていますが、時に緑、黄、茶色などに着色されたものもあります。直径約6 mm、厚さ約3 mm、一錠当たり約90mg程度で表面に「WY」、「R」、「SY」などの文字が刻印されています。一錠の約20～30%がメタンフェタミンであり、60～70%はカフェインで、残余は色素及びでんぷんなどの添加剤などで構成されています。また、強い芳香剤が加えられているため、独特な甘い臭いがします。

（以下の写真提供：タイ国薬物対策庁（ONCB））

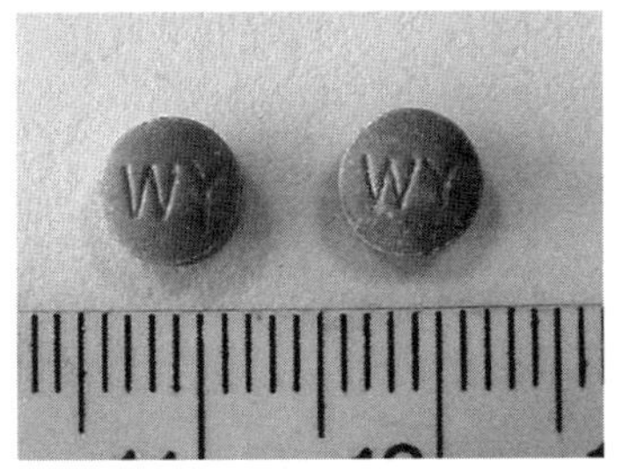

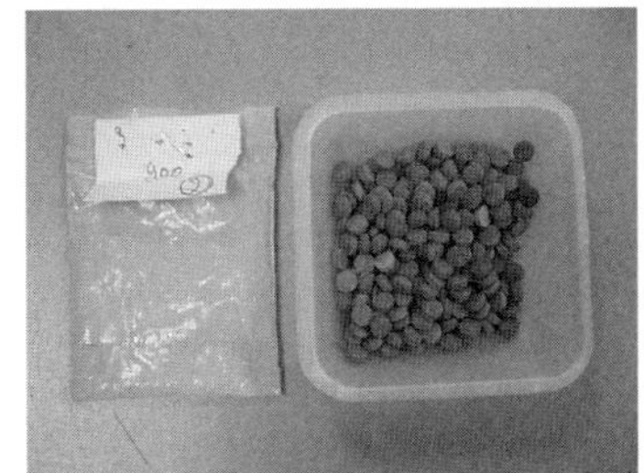

ヤーバー

通常1パケ当たり200錠入れられています。2個の緑の錠剤（写真では白く写っている）は「カウンター」で200個入りを意味しています。

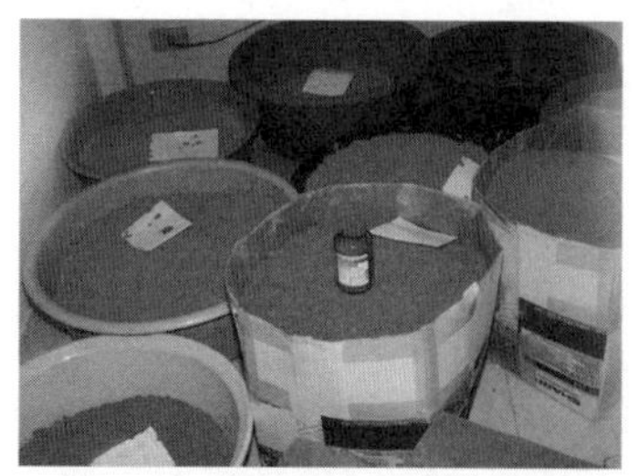

打錠のための顆粒化された状態。
試薬瓶は、添加剤として加えられている「ストリキニーネ」

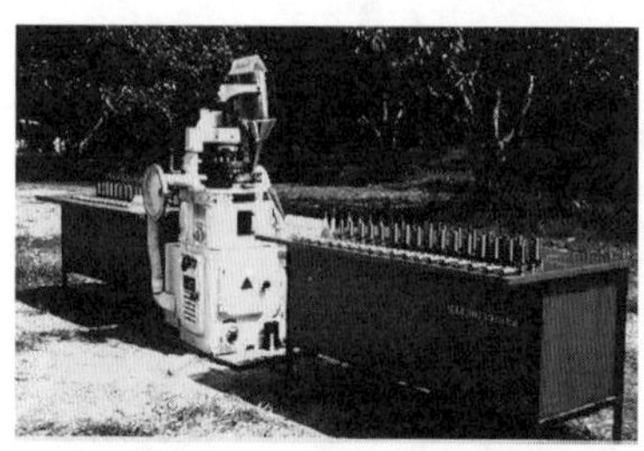

ロータリー式打錠機

Q 2

メタンフェタミンとメタンフェタミン塩酸塩（塩酸メタンフェタミンともいいます。）とはどのような違いがありますか？

A

メタンフェタミン（塩に対して遊離塩基あるいは遊離型という場合もあります。）は、アミン臭のする油状物質で、水には溶けにくく、有機溶媒には非常によく溶けます。一方、メタンフェタミン塩酸塩は、無臭の白色結晶で、水によく溶け、エーテル等の有機溶媒にはほとんど溶けません。もちろん、両者の間に作用の差異はありません。現在乱用されている覚醒剤は、ほとんどが白色結晶の塩酸塩です。

メタンフェタミン塩酸塩の結晶は、正の電荷を持った部分（メタンフェタミンに塩酸由来の水素イオンが付加したイオン）と負の電荷を持った部分（塩素イオン）から形成されています。

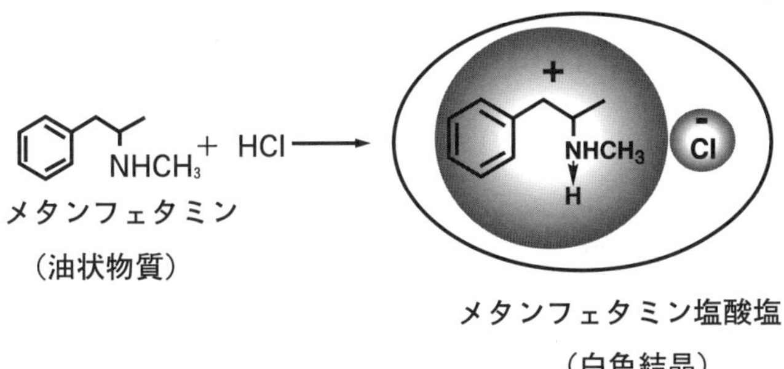

Q 3

覚醒剤メタンフェタミン塩酸塩は、水に溶けた状態でも、塩酸塩のままで存在するのですか？

A

メタンフェタミン塩酸塩は、水に溶けた状態では、塩酸塩の状態ではありません。

メタンフェタミン塩酸塩の結晶は、**Q 2**で述べたように、正の電荷を持った部分（メタンフェタミンに塩酸由来の水素イオンが付加したイオン）と負の電荷を持った部分（塩素イオン）から形成されていますが、この結晶が水に溶けた場合は、水の分子がそれぞれのイオンの回りを取り囲んだ状態で存在し、それぞれバラバラになってしまいます。

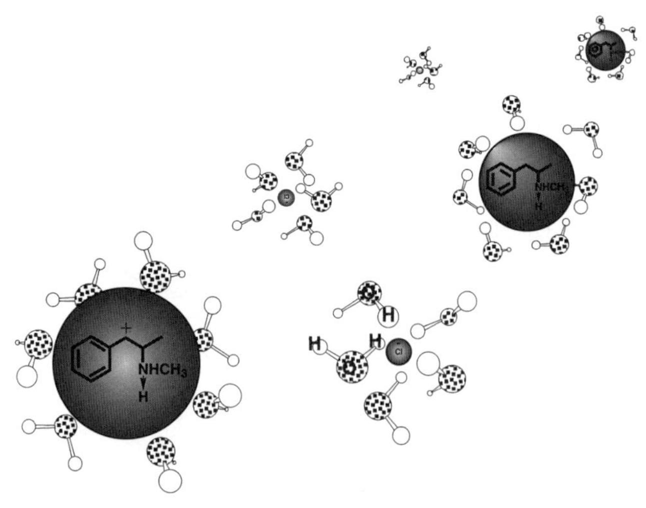

Q 4

覚醒剤には光学異性体があるといわれますが、それは何ですか？

A

覚醒剤メタンフェタミンは、その立体的な構造を考えると、右手と左手の関係のように、絶対重なり合わない2種のメタンフェタミンが存在します。この2つは、化学的な性質は全く同じですが、光に対しては異なる性質を示します。一方は光を右に旋回させる（*d*体）のに対し、他方は光を左に旋回させる性質（*l*体）を有します。このことからこの2つの化合物を光学異性体と呼びます。すなわち、メタンフェタミンには、*d*–メタンフェタミンと*l*–メタンフェタミンの2つがあり、さらに、*d*–体と*l*–体の等量混合物である*dl*–体（ラセミ体）があります。このうち、現在我が国で乱用されているものは、ほとんど*d*–メタンフェタミン塩酸塩です。

覚醒剤メタンフェタミンは、炭素、水素、窒素が結合してできています。1つの炭素原子は、4つの他の原子と結合することができます。しかしながら、この炭素原子の持つ結合の手は、平面上の4方向に向かっているのではなく、立体的な広がりをもっています。すなわち、右図のように炭素原子が正四面体の中心に位置し、その4つの頂点方向に結合の手が伸びています。したがって、この正四面体を回転し、2つの頂点がこの紙面の上に並ぶように配置すると

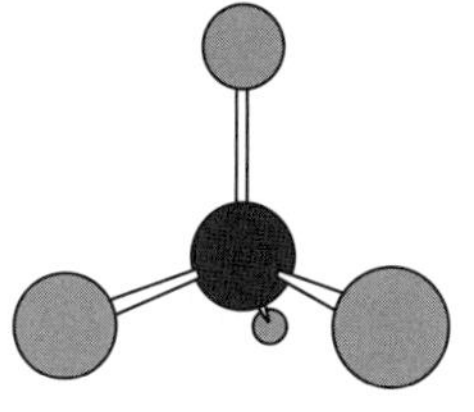

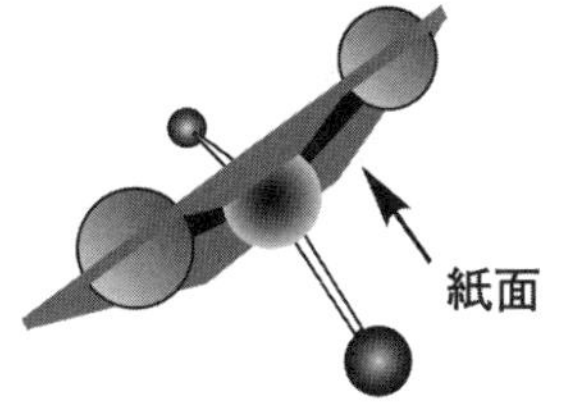

残りの2つの頂点は、1つがこの紙面より前に、1つがこの紙面より後ろに突き出すように配置することになります。

ここでメタンフェタミンの構造を平面上に書くと右図のようになります。

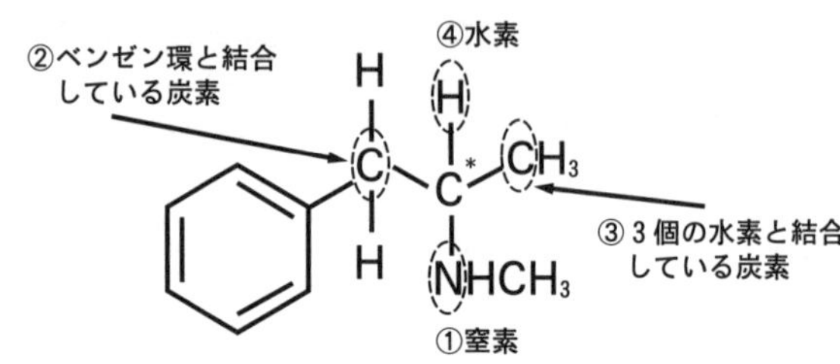

窒素原子が結合した炭素（＊印）に着目すると、この炭素に結合している原子は、①窒素、②ベンゼン環と結合している炭素、③3個の水素と結合している炭素、④水素といずれも異なった種類であることが分かります。このように異なった4種の原子団と結合している炭素を、化学的には不斉炭素と呼びます。メタンフェタミンのこの不斉炭素とそれに結合する2つの炭素が1つの平面上に並ぶように置いた場合の図を下に示します。

ここで、不斉炭素に結合する窒素と水素の立体的位置に着目すると、不斉炭素が乗る平面から窒素が前に突き出すものと後ろ向きに配置するものの2通りに配置の仕方があることが分かります。この2つはいずれもメタンフェタミンであり、化学的な性質は全く同じです。しかしながら、光に対しては異なる性質を示し、一方は光を右に旋回させる（*d*体）のに対し、他方は光を左に旋回させる性質（*l*体）を有します。このことからこの2つの化合物を光学異性体と呼びます。すなわち、メタンフェタミンには、*d*–メタンフェタミンと*l*–メタンフェタミンの2つがあり、さらに、*d*–体と*l*–体の等量混合物である*dl*–体（ラセミ体）があります。

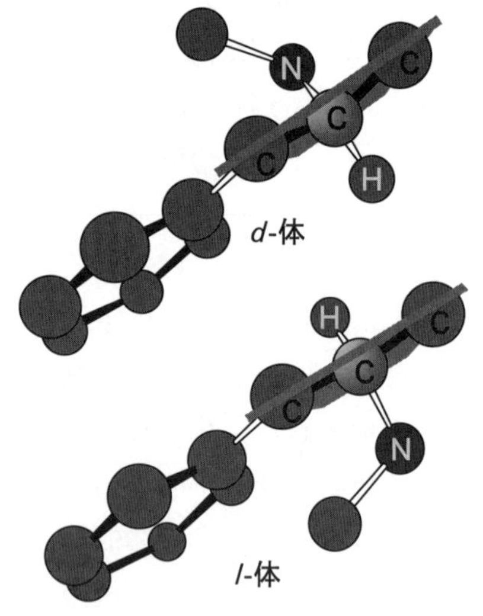

Q 5

覚醒剤はどのような方法で密造されるのですか？

A

覚醒剤を合成する方法は種々ありますが、現在我が国で乱用されている覚醒剤メタンフェタミンは、ほとんどエフェドリンを原料に密造されていると考えられています。

メタンフェタミンを密造する方法としては、大別して以下の2通りの方法があります。

1)　エフェドリンを原料にして密造する方法

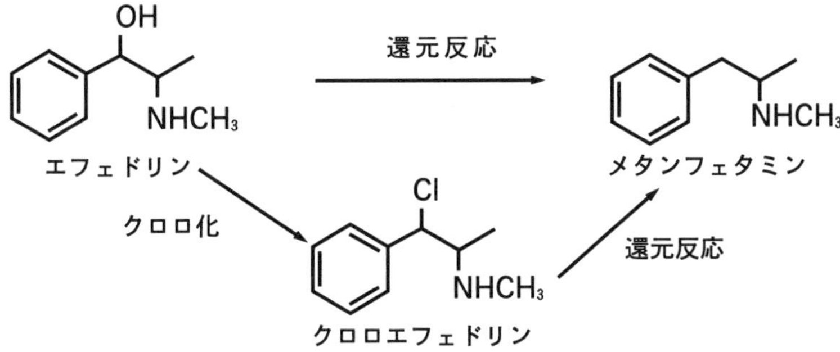

2)　ベンズアルデヒド、フェニルアセトンなどの化学薬品を原料に、すべて化学合成により密造する方法

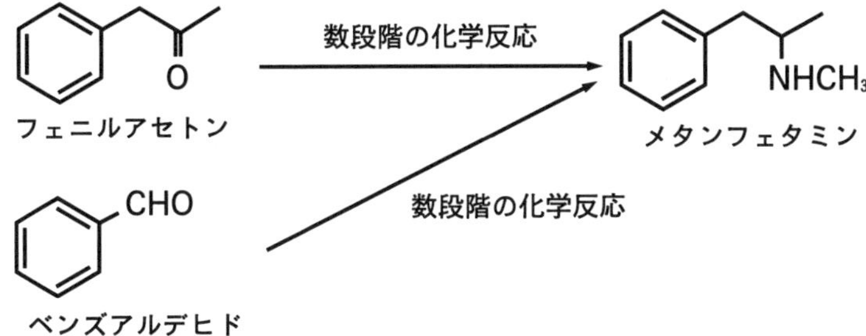

l–体のエフェドリンを原料とする1）の方法では、*d*–体のメタンフェタミンが得られ、2）の方法では、*dl*–体が得られます。

l–体のエフェドリンは、元々天然に存在する物質で、麻黄（マオウ）という植物に含まれている成分の一つです。気管支拡張作用などを有し、かぜ薬などにも使われます。エフェドリンは現在、マオウから抽出するのではなく、発酵により医療用として大量に製造されています。

メタンフェタミンを密造するためのエフェドリンは、このような医療用のエフェドリンを入手しているものと考えられます。

エフェドリンを直接還元するためには、赤リン、ヨウ化水素酸などが使われ、クロロエフェドリンを経由して密造するためには、塩化チオニル、パラジウム–硫酸バリウムなどが触媒として使われます。さらに、メタンフェタミン塩酸塩を精製するためにエーテルや塩酸が使われます。よく、密造所では悪臭がするといわれますが、この密造に使われる塩化チオニル、エーテル、塩酸などの放つ臭いによるためであると推定されます。

現在我が国で乱用されている覚醒剤はほとんど*d*–メタンフェタミンであることから、上記の方法のうち*l*–エフェドリンを原料に密造されていると考えられています（コラム参照)。

一方、欧米で乱用されている覚醒剤は、主としてフェニルアセトンを原料に密造されており、*dl*–体です。この方法による密造は比較的高度な技術が必要で、むしろ同様の反応で合成可能なアンフェタミンの方が多く密造されています。

我が国においては、エフェドリン、フェニルアセトンとも覚醒剤原料（**Q 8**参照）として厳しく取り締まられています。

コラム

覚醒剤の密造

我が国で乱用されている覚醒剤は、エフェドリンを原料として密造されていると考えられています。化学反応には水素ガスを用いた接触還元が用いられ、非常に簡単な装置類が使われています。押収された原料・試薬類及び密造装置・器具類の写真を示します。

（写真提供：タイ国薬物対策庁（ONCB））

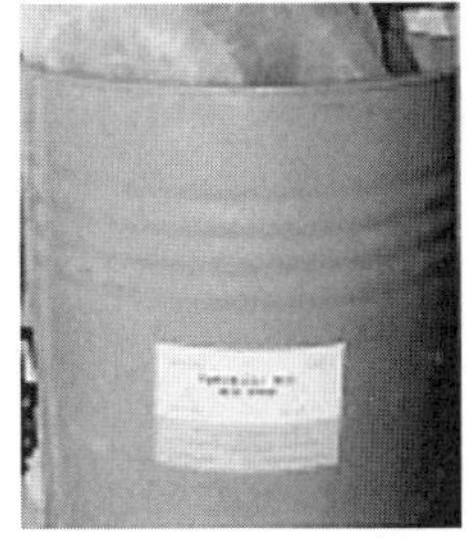

原料のエフェドリン

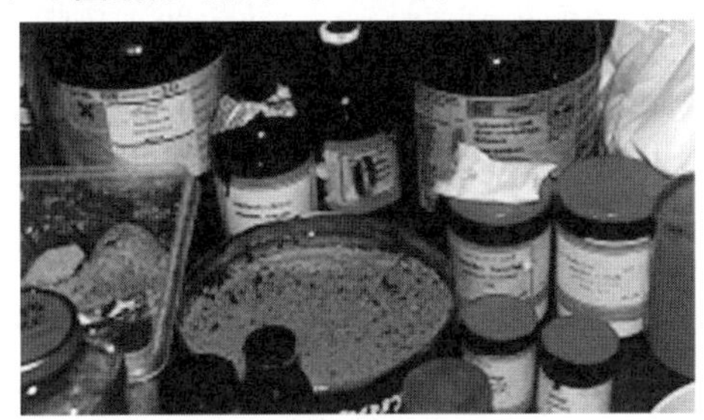

試薬類

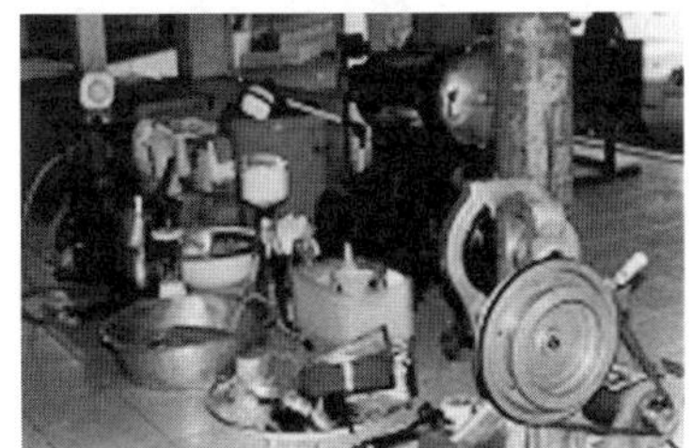

反応装置・器具類

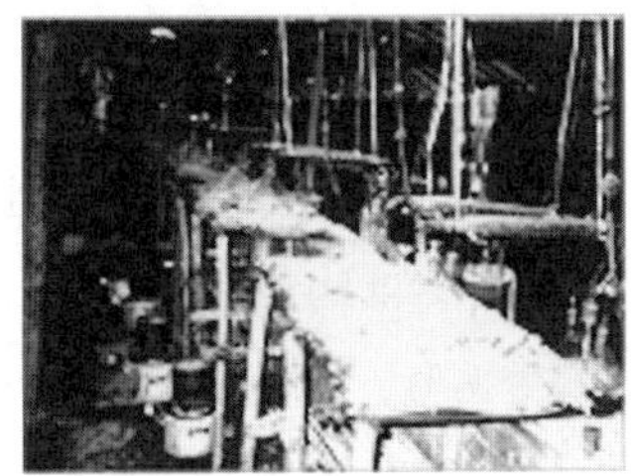

蒸留・精製装置

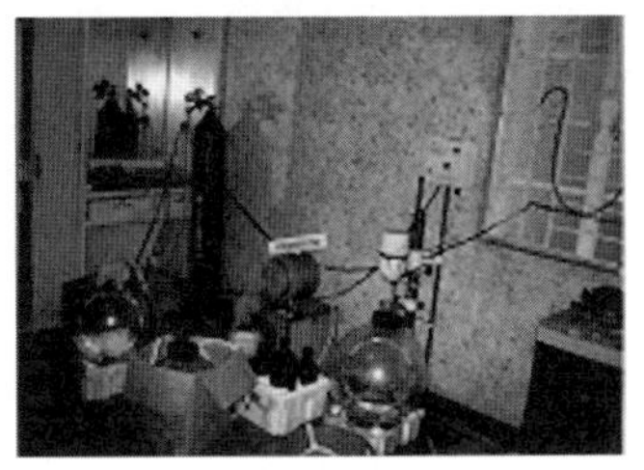

反応装置

Q 6

覚醒剤メタンフェタミンの光学異性体の間にはどのような違いがありますか？

A

化学的な性質は同じですが、光を旋回させる性質が異なります。また、薬理作用の強さや、代謝、排泄の速度にも若干違いの見られることが知られています。

---

d–メタンフェタミンと *dl*–メタンフェタミン、*l*–メタンフェタミンは化学的な性質は同じですが、光を旋回させる性質が異なり、*d*–メタンフェタミンは光を右に、*l*–メタンフェタミンは光を左に旋回させます。また、*dl*–メタンフェタミンはこの 2 つの等量混合物ですので光を旋回させる性質はありません。

それぞれの塩酸塩結晶の融点は、*d*–メタンフェタミンと *l*–メタンフェタミンは約170〜175℃ですが、*dl*–メタンフェタミンは約130〜135℃であり、単一のものと比較して若干低くなります。

次に、薬理作用の強さを比較した場合、*d*–メタンフェタミンが最も強く *dl*–メタンフェタミンの約 2 倍、*l*–メタンフェタミンの約10倍の強さを持つことが知られています。また、アンフェタミンに関しては、*d*–アンフェタミンは、*l*–アンフェタミンの 3 〜 4 倍強いことが報告されています。

代謝について比較すると、Beckett らが、*d*–メタンフェタミンから *d*–アンフェタミンへの代謝が *l*–メタンフェタミンから *l*–アンフェタミンへの代謝より速いことを報告しています。また、排泄に関しては、*d*–体より *l*–体の方が速く排泄されることが報告されています。

Q 5 で述べたように、メタンフェタミンの製造法としては、大別して、エフェドリンを原料に製造する方法と、フェニルアセトンなどから製造する方法の 2 通りの方法があります。

エフェドリンには、4 つの異性体（*l*–エフェドリン、*d*–エフェドリン、*l*–プソイドエフェドリンと *d*–プソイドエフェドリンの 4 種。さらに、前 2 者の等量混合物である *dl*–エフェドリンと後 2 者の等量混合物である *dl*–プソイドエフェドリンがあります。）が存在しますが、天然には *l*–エフェドリンと *d*–プソイドエフェドリンの 2 つが存在します。そして、そのいずれを原料に使用しても *d*–メタンフェタミンのみが得られます。

一方、メタンフェタミンをフェニルアセトンなどから化学的に製造した場合 *dl*–メタンフェタミンのみが得られます。

l–メタンフェタミンは、この *dl*–メタンフェタミンから *l*–体のみを選択的に取り出すか、天然には存在しないエフェドリンを合成して製造することになります。しかしながら、いずれのメタンフェタミンであっても我が国では同じく規制対象になっています。

参考文献：

1)　日本薬学会編：薬毒物化学試験法，南山堂.
2)　藤原元始　他：グッドマン－ギルマン薬理書，廣川書店.
3)　A. H. Beckett and M. Rowland：Urinary Excretion Kinetics of Methylamphetamine in Man, *J. Pharm. Pharmacol.*, **17**, 109s–114s（1965）.
4)　石山昱夫，長井敏明，利田周太：覚せい剤の体内動態と検出法，臨床精神医学，**10**，1189–1201（1981）.

Q 7

覚醒剤の比重はどのくらいですか？

A

1.084と言われています。

覚醒剤使用事犯被疑者の供述で、だいたいの使用量を特定するため、しばしば覚醒剤の比重について問合せを受けます。

メタンフェタミン塩酸塩の比重を実測した結果は、報告されておりませんが、X 線構造解析の測定結果から計算した値では、1.084とされています[1)]。

また、増量剤としてしばしば覚醒剤に混合されているハイポ（チオ硫酸ナトリウム）の比重は、1.69です[2)]。さらに、しょ糖（グラニュー糖）の比重は1.587です[3)]。したがって、メタンフェタミン塩酸塩は、類似した他の物質の結晶と比較して軽いと考えられます。

参考文献：

1） “Powder Diffraction File” No.14-881, Joint Commitee on Powder Diffraction Standards 1601 Park Lane, Swarthmore, Pennsylvania 19081.
2） “Merk Index”
3） “Merk Index”

Q 8

覚醒剤原料とは何ですか？

A

覚醒剤を合成する際の、原料物質となるものを指しますが、現在「覚醒剤取締法」及び「覚醒剤原料を指定する政令」で、次の13種の化合物が覚醒剤原料に指定され、その取扱いが規制されています。

1　1–フェニル–2–メチルアミノプロパノール–1
（一般名エフェドリン）

2　1–フェニル–1–クロロ–2–メチルアミノプロパン
（一般名クロロエフェドリン）

3　1–フェニル–2–ジメチルアミノプロパノール–1
（一般名メチルエフェドリン）

4　1–フェニル–1–クロロ–2–ジメチルアミノプロパン
（一般名クロロメチルエフェドリン）

5　1–フェニル–2–ジメチルアミノプロパン
（一般名ジメチルアンフェタミン）

6　フェニル酢酸

7　フェニルアセトアセトニトリル

8　フェニルアセトン

9　*N*・*α*–ジメチル–*N*–2–プロピニルフェネチルアミン
（一般名デプレニルあるいはセレギリン）

10　エリトロ–2–アミノ–1–フェニルプロパン–1–オール
（一般名ノルエフェドリン）

11　2・6–ジアミノ–*N*–（1–フェニルプロパン–2–イル）ヘキサンアミド

12　3−オキソ−2−フェニルブタンアミド

13　メチル=3−オキソ−2−フェニルブタノアート

これら13種の化合物の化学構造を次の図に示しますが、覚醒剤の化学構造（**Q 1**参照）と類似しており、合成の際の原料となり得ることが容易に理解されます。

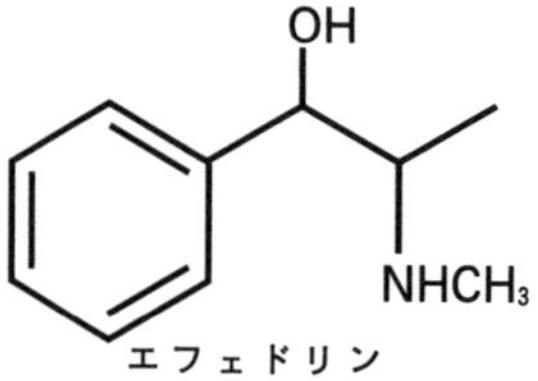

エフェドリン 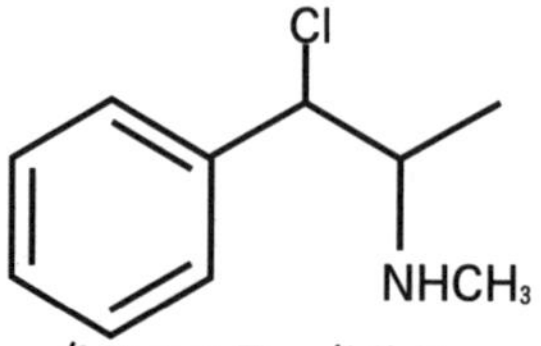　　クロロエフェドリン

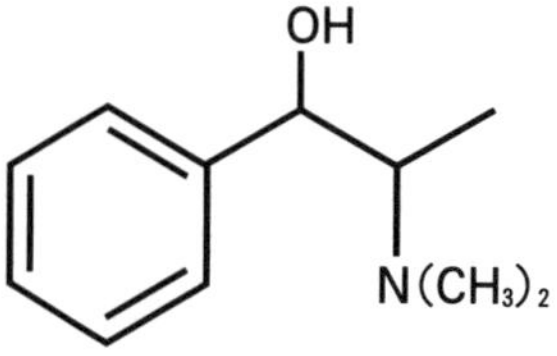

メチルエフェドリン 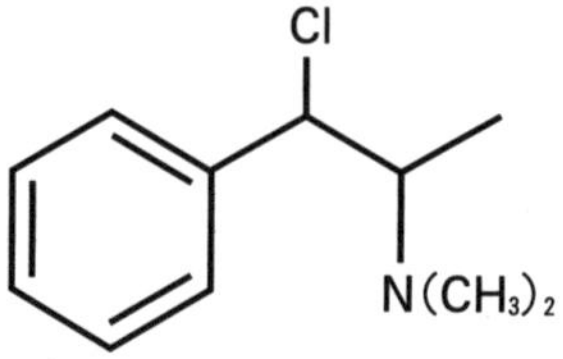　　クロロメチルエフェドリン

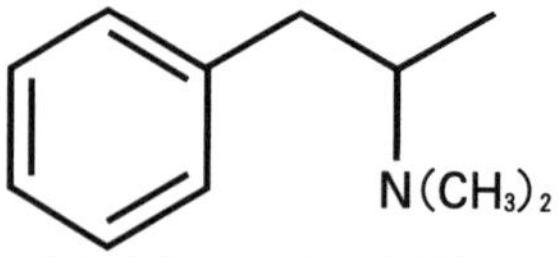

ジメチルアンフェタミン 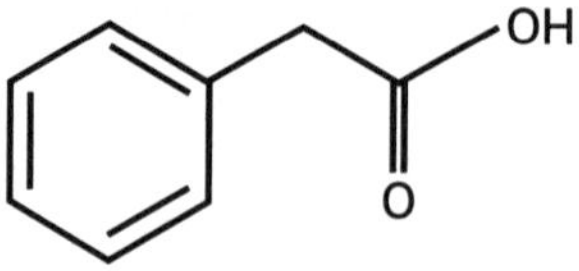　　フェニル酢酸

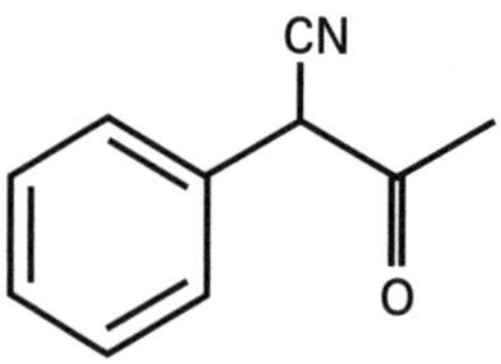

フェニルアセトアセトニトリル 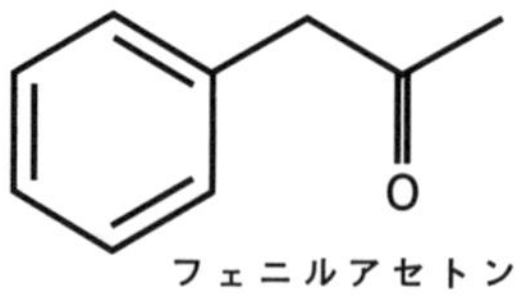　　フェニルアセトン

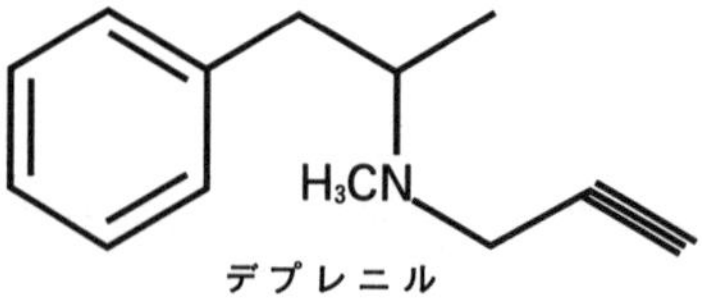

デプレニル 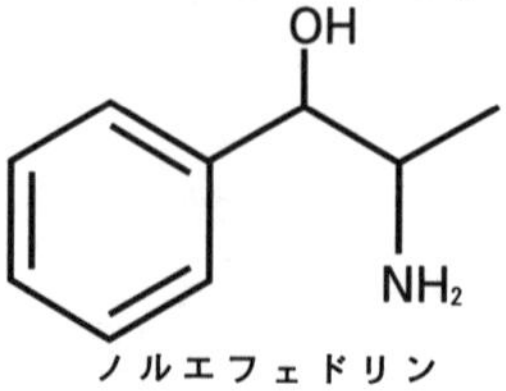　　ノルエフェドリン

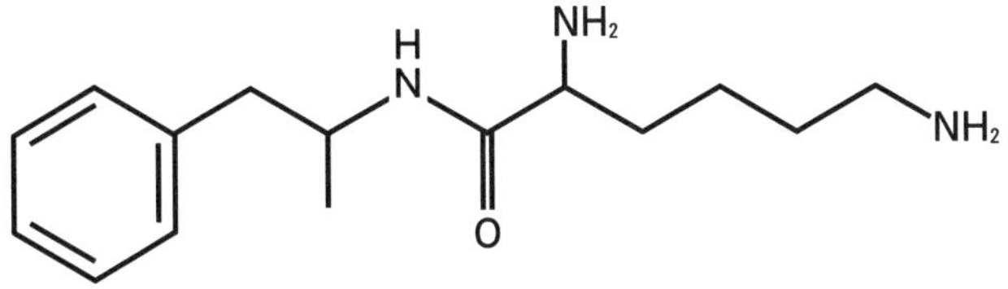

2・6-ジアミノ-*N*-（1-フェニルプロパン-2-イル）ヘキサンアミド

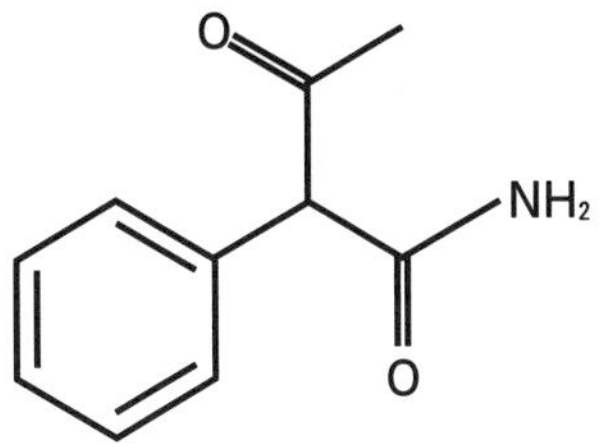

3-オキソ-2-フェニルブタンアミド 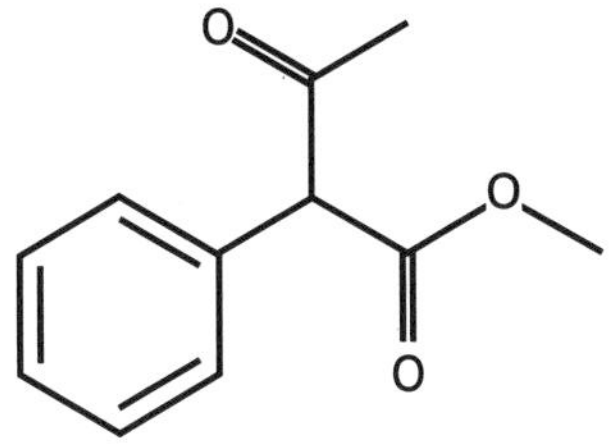　　メチル=3-オキソ-2-フェニルブタノアート

覚醒剤原料のうち、エフェドリン及びメチルエフェドリンは気管支拡張作用、鎮咳作用を有し、「くすり」として有用であることから、10%以下を含有するものは、覚醒剤原料から除外されています。

有効成分の一つとしてこれらを含有するかぜ薬が、多く市販されています。また、ノルエフェドリンは、平成10年９月から新たに覚醒剤原料に指定されたもので、やはり、「せき止め」として広く使用されており、50%以下を含有するものは覚醒剤原料から除外されています。

なお、ノルエフェドリンには、４種の光学異性体（**Q４**参照、ラセミ体も考慮すると*l*-ノルエフェドリン、*d*-ノルエフェドリン、*dl*-ノルエフェドリン、*l*-ノルプソイドエフェドリン、*d*-ノルプソイドエフェドリン、*dl*-ノルプソイドエフェドリンの６種になります。)がありますが、覚醒剤原料として指定されているのは、*l*-ノルエフェドリン、*d*-ノルエフェドリン及び*dl*-ノルエフェドリンであり、左旋性のものを除くトレオ-2-アミノ-1-フェニルプロパン-1-オール（一般名ノルプソイドエフェドリン)、すなわち、*d*-ノルプソイドエフェドリン及び*dl*-ノルプソイドエフェドリンは、向精神薬に指定されています。

さらに、フェニル酢酸は、種々の医薬品等の原料として用いられることから、この化合物も、10%以下を含有するものは、覚醒剤原料から除外されています。

また、11の2・6−ジアミノ−*N*−（1−フェニルプロパン−2−イル）ヘキサンアミド、12の3−オキソ−2−フェニルブタンアミド、13のメチル=3−オキソ−2−フェニルブタノアートは、それぞれ平成30年、令和元年、令和2年に、新たに覚醒剤原料に指定された化合物です。11の2・6−ジアミノ−*N*−(1−フェニルプロパン−2−イル）ヘキサンアミドには4種類の立体異性体がありますが、そのうち、(2*S*）−2・6−ジアミノ−*N*−［(2*S*）1−フェニルプロパン−2−イル］は、以前から小児期における注意欠損・多動性障害及び成人期における中重度の過食性障害の治療に使用されていた医薬品で、一般名をリスデキサンフェタミンといいます。

覚醒剤の薬理作用と中毒作用

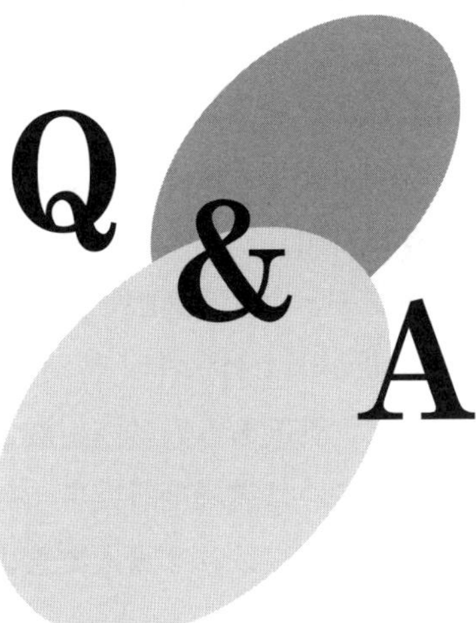

Q 9

覚醒剤はどんな効果を示すのですか？

A

中枢神経系に対して興奮作用を示します。その結果、少量では、眠気や疲労感がとれ、頭がさえたように感じられ、さらに、気分の高まりを覚え、陽気になるという効果をもたらします。また、食欲を減退させる作用を示し、さらに、血圧の上昇や心拍数の増加などが起こります。単純作業の能率や瞬発力を要する運動能力は高まりますが、集中力を必要とする仕事の能率や耐久力を要する運動能力は低下するといわれています。しかし、このような効果も数時間で切れ、以後かえって脱力感、疲労感、倦怠感に襲われます。大量に摂取すると、幻覚が現れたり、心不全に陥ってしまいます（**Q12**参照）。また、最初の良い気分を求めて再び使用したいという強い欲求（精神的依存性といいます。）に打ち勝てず、連続的に使用するようになると、幻覚・妄想等の中毒症状が現れます（**Q13**参照）。

臨床的には、ナルコレプシーという突然眠りに陥ってしまう病気の治療などに用いられます。我が国では、大手製薬メーカーから*d*–メタンフェタミン塩酸塩が粉末、錠剤あるいは注射液として販売されていますが、覚醒剤施用機関あるいは覚醒剤研究者の免許を持ち、医療用あるいは研究用の正当な目的がなければ購入できません。

Q10

覚醒剤は中枢神経系でどのようにして薬理効果を示すのですか？

A

覚醒剤は、脳内の神経終末で神経伝達物質のドパミンなどの放出を促進するだけでなく、再取込みを阻害します。その結果、神経と神経の接合部位であるシナプス間隙のドパミン濃度が高くなり、作用が現れると考えられています。

神経の細胞と細胞は完全に密着しているのではなく、ごく狭い隙間（接合部位をシナプスといいます。）を隔てて繋がっています。神経の情報伝達は、細胞内では電気的に行われますが、シナプス間隙では、ドパミン、アドレナリン、ノルアドレナリン、セロトニンなどの神経伝達物質によって行われます。

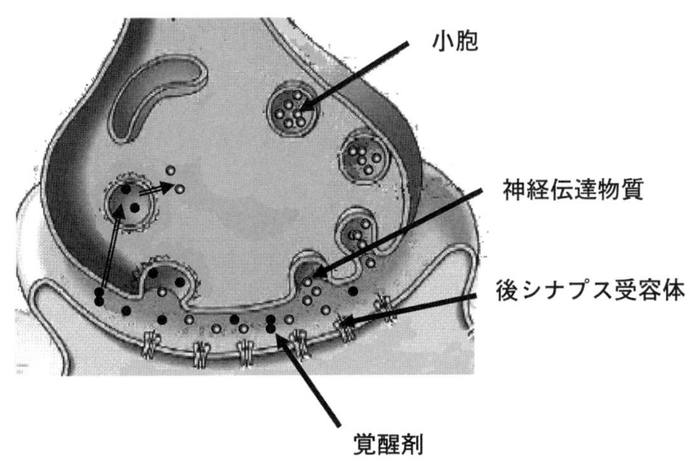

神経によって使われる神経伝達物質は異なっています。多幸感を生じる神経系にはドパミンが大きく関与していることが知られています。電気信号が神経終末に達すると、小胞に蓄積されていた神経伝達物質がシナプス間隙に放出され、その一部が後シナプス神経にある受容体に結合し、前シナプス神経の情報が後シナプス神経に伝えられます。役目が終わった神経伝達物質は、前シナプス膜上の小胞に再び取り込まれて活動を終了します。

覚醒剤を摂取すると、神経終末から覚醒剤が取り込まれ、その神経系に関与する神経伝達物質が蓄えられている小胞に入り込み、代わりに神経伝達物質を放出し、シナプス間隙への神経伝達物質の放出を促進します。放出増加された神経伝達物質はそれだけ余分であり、神経活動を増強することになります。また、覚醒剤は、前シナプス膜上の小胞にも取り込まれます。このため、神経伝達物質の再取込みを阻害し、シナプス間隙からの神経伝達物質の消失が遅くなり、神経活動が持続することとなります。

さらには、小胞から出た神経伝達物質は、モノアミンオキシダーゼ（ＭＡＯ）と呼ばれる酵素によって分解されるのですが、覚醒剤はこの酵素を阻害することが知られています。したがって、神経終末内の神経伝達物質が継続して活動し、再び終末から放出されていくことになります。

Q11

覚醒剤の中毒量・致死量はどのくらいですか？

A

覚醒剤の中毒量・致死量に関しては、環境条件・耐性の獲得などによる個人差が大きく一般的に論じることは困難です。しかしながら、現在、メタンフェタミンの致死量に関しては、約1gという値が通常用いられています。なお、体温が上昇するような環境下（激しい運動をした場合や入浴時など）では、毒性が10倍以上となり、少量でも急死することがあります。

覚醒剤の中毒量・致死量については不明な点が多く、いろいろな記述があります。

丹羽口[1]によれば、健康人が一度に20mgを摂取すると急性中毒を引き起こすとしています。

GoodmanとGilman[2]は、メタンフェタミンの静脈注射では120mgで致死効果があるとしており、Clarke[3]は、メタンフェタミンの経口摂取で約1gが致死量であるとしています。ところが、Kramerら[4]によれば、最高1gのメタンフェタミンを静脈注射している例も報告されています。

加藤[5]は、アンフェタミンの致死量として小児で5mg/kg、耐性の生じていない成人で20〜25mg/kgを挙げています。Clarke[3]は、アンフェタミンの経口摂取で約200mgが致死量であるとしています。

マウスやラットの実験では、致死量はそのときの環境条件に強く支配され、室温が高い場合や、狭い空間に多数の動物を群居させると毒性が著しく高まることが知られています。

また、加藤[5)]は、覚醒剤の反復使用による精神病的症状が出現しやすくなる目安として、一日量100mg前後の数日間にわたる反復使用を挙げています。

さらに、医薬品要覧[6)]には、覚醒剤が中毒症状を発現する血中濃度として以下の分類がなされています。

約30〜40μg/mL	致死的
約5〜7μg/mL	重症（中毒死もあり得る）
約1.5μg/mL	高度（異常興奮、高度錯乱）
約0.8μg/mL	中等度（興奮、幻覚、奇妙な言動）
約0.15μg/mL	軽度（いわゆる常習者レベル）
0.15μg/mL 以下	無症状（治療レベル）

参考文献：

1）丹羽口徹吉　他：裁判化学，南山堂.

2）L. S. Goodman and A. Gilman：“The Pharmacological Basis of Therapeutics”, Macmillan Publishing, Co. INC., New York, 1975.

3）A. C. Moffat：“Clarke's Isolation and Identification of Drugs”, The Pharmaceutical Press, London, 1986.

4）J. C. Kramer, V. S. Fishmann and D. C. Littlefierd：Amphetamine Abuse, Pattern and Effects of High Dose Taken Intravenously, *J. Am. Med.*, **A 201**, 305–309（1967）.

5）加藤信：覚せい剤の薬理，精神科MOOK3, 3（1982）.

6）大阪府病院薬剤師会編：医薬品要覧，薬業時報社.

Q12

覚醒剤の急性中毒症状はどのようなものですか？

A

覚醒剤による中毒症状としては、多弁、多動、振せん、不安、不眠、けいれん、常同行動（意味のない同じパターンの行為を繰り返す）などがあり、自律神経系の異常による中毒症状として、多量の発汗、呼吸数の増加、頭痛、頻脈、高血圧、不整脈などが現れます。また、腸管運動が抑制され、便秘を起こすことが多く、悪心、嘔吐がみられることもあります。膀胱括約筋は収縮し、しばしば排尿困難となります。常同行動は、覚醒剤に特徴的な中毒症状とされ、この常同行動には耐性が生じ難く、覚醒剤の連用によりむしろ顕著になると言われています。

さらに、せん妄状態になって錯乱し、意識水準の低下、見当識障害、幻視などの意識障害を伴った中毒性精神病反応を示します。さらに重症の場合には、高い発熱、けいれん、昏睡から虚脱状態に陥り、最後には心不全、脳出血から死に至ります。

参考文献：

1） 加藤信：覚せい剤の薬理，精神科MOOK3，3（1982）.

2） 小山司：覚せい剤中毒の症候，精神科MOOK3，39（1982）.

Q 13

覚醒剤の慢性中毒症状はどのようなものですか？

A

慢性覚醒剤中毒者の多くは、幻覚、妄想などの知覚・思考障害、感情障害、精神運動興奮などの意識・行為障害など多彩な精神病像を示します。

小山は、慢性覚醒剤中毒の精神病像を以下の 2 つに大別し論じています。

1） 幻覚妄想状態

意識清明下において、妄想気分、被害妄想、作為体験、対話形式の幻聴など妄想型統合失調症に近い状態を示す。人格面では、過敏、不安となり、怒りっぽく、ささいなことで激怒する傾向が認められる。さらにこれらが発展すると「誰かに狙われている」、「警察が監視している」といったような被害、被毒、注察、嫉妬妄想などが出現する。

2） 躁うつ状態

感情面での抑うつ的、あるいは躁的といえる状態と、被害関係妄想を合わせ持つ状態。すなわち、統合失調症的状態と躁うつ病的状態を合わせ持つような精神病状態を呈する。

参考文献：

1） 加藤信：覚せい剤の薬理，精神科MOOK3，3（1982）.
2） 小山司：覚せい剤中毒の症候，精神科MOOK3，39（1982）.

Q14
フラッシュ・バックとは何ですか？

A

過去に覚醒剤中毒になり、幻覚・妄想状態などを体験した人が、薬物を中断して、一見もとのような無症状な状態をある期間（数か月～数年）経過していても、何らかの誘因で中毒時と同様の病的な精神症状を引き起こすことをいいます。

フラッシュ・バックを引き起こす誘因としては、再度の覚醒剤の使用があります。1あるいは2回と回数、量ともに少ないにもかかわらず、たちまち以前の中毒時と同様の症状が再発することがあります。さらに、症状の再発は、覚醒剤を使用しなくても、飲酒や他の薬物の使用あるいは強い精神的ストレスや疲労が引き金となることも知られています。

Q15

覚醒剤の慢性中毒症状はどのくらい覚醒剤を乱用すると現れるのですか？

A

覚醒剤を連続的に服用していると、覚醒剤独特の中毒性の精神的症状を示すようになってきますが、この中毒症状を発現するようになる経過は万人に普遍的なものではなく、個人によってかなり差異があるといわれています。

Q11に述べたように、加藤[1)]は、覚醒剤の反復使用による精神病的症状が出現しやすくなる目安として、一日量100mg前後の数日間にわたる反復使用を挙げています。また、丹羽口[2)]は、一日30mgのメタンフェタミンを25日間継続して皮下注射し、明らかな精神的症状を起こした例がある一方、全く同じような服用を8か月継続して軽い副作用的な症状を感じた程度の例もあるとしています。さらに、最初は一日4～5mg内服していたものが連日服用量を漸増し、10日間くらいで70mgに達し、2か月後には重い精神的症状を示すに至った例も挙げています。

参考文献：

1) 加藤信：覚せい剤の薬理，精神科MOOK3，3（1982）.
2) 丹羽口徹吉：捜査のための法科学〈第一部　化学・文書・心理〉，令文社.

Q16

フラッシュ・バックはどのくらいで現れるのですか？

A

Q15で述べたように、覚醒剤独特の中毒性の精神的症状を示すようになる経緯は個人によってかなり差異がありますが、フラッシュ・バックが出現する様相も、同様に、人によって様々です。

佐藤[1)]は、覚醒剤を中断し症状が良くなっていた中毒者が、少量の再注射で幻覚妄想状態を引き起こした7症例を報告していますが、慢性中毒に陥るまでの期間、摂取中止の期間、幻覚妄想状態が再現するまでに再使用した覚醒剤の回数・量等は、人によりまちまちです。例えば、症例1では、覚醒剤を始めて6か月くらいで幻覚妄想が現れ、その後7か月程度中断し、症状が消失していたものが、2日間で3回覚醒剤を注射したところ、幻覚妄想状態が再現しており、症例2では、覚醒剤を始めて7か月くらいで幻覚妄想が現れ、その後服役期間も含めて1年9か月程中断して症状が消失していたものが、再び1日1～2回の注射を始め、2週間くらい後に幻覚妄想状態が再現しています。さらに、覚醒剤を始めて3～4か月後に幻覚妄想状態を示すようになり、入院加療して症状がなくなっていたものが、中止7か月程度経過後、覚醒剤を1回注射したのみで、再び幻覚妄想状態に襲われた例も報告しています。

一般に、覚醒剤の慢性中毒者が、その摂取を完全に止めれば、特徴的な精神異常状態は1～4週間以内に消失しますが、その後の回復は緩慢になるようです。すなわち、妄想、幻覚、異常な興奮、不安などは摂取中断後、比較的早い時期に除かれますが、無気力、無欲、孤独、嫌人傾向又は誇示傾向、多弁又は寡黙などは、なかなか消失され難いようです。

参考文献：

1)　佐藤光源：少量の再注射で急性幻覚妄想状態の再現をみた慢性覚醒剤中毒の 7 症例, 精神医学, **20**, 643–648 (1978).

覚醒剤の吸収・代謝・排泄

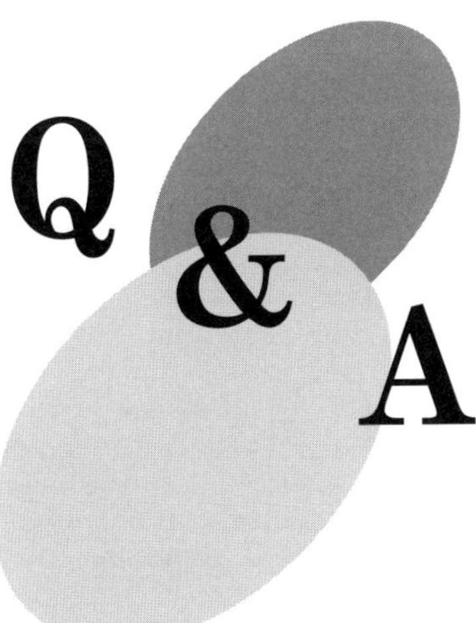

Q17

覚醒剤の代謝物にはどのようなものがありますか？

A

覚醒剤メタンフェタミンの代謝物としては、アンフェタミンや*p*-ヒドロキシメタンフェタミンなどが知られています。

Caldwellら[1)]は、メタンフェタミンの代謝について詳細に検討し、尿中に排泄される代謝物として図のような化合物を検出しています。

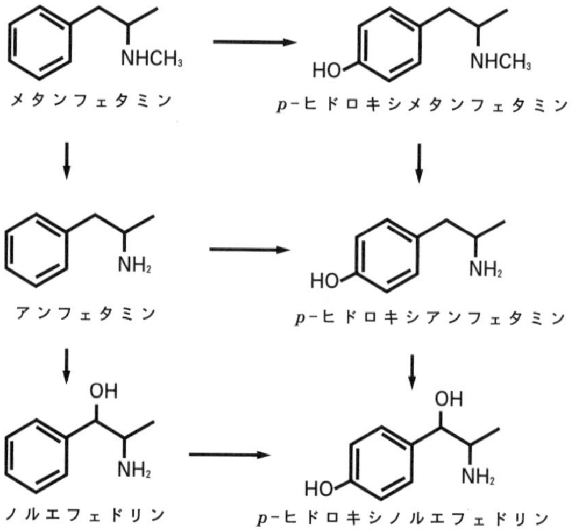

メタンフェタミンを摂取した人の代謝物で最も排泄量の多いものは未変化体（メタンフェタミン）（摂取量に対する割合：23%）であり、次に*p*-ヒドロキシメタンフェタミン（摂取量に対する割合：15%）、アンフェタミン（摂取量に対する割合：3％）の順です。

$NHCH_3$
メタンフェタミン
HO　$NHCH_3$
p-ヒドロキシメタンフェタミン
NH_2
アンフェタミン
HO　NH_2
p-ヒドロキシアンフェタミン
OH　NH_2
ノルエフェドリン
OH　HO　NH_2
p-ヒドロキシノルエフェドリン

参考文献：

1)　J. Caldwell, L. G. Dring and R. T. Williams：Metabolism of [^{14}C] Methamphetamine in Man, the Guinea Pig and the Rat, *Biochem. J.*, **129**, 11–22 (1972).

Q18

覚醒剤は摂取方法によって作用等に違いがあるのですか？

A

覚醒剤の作用は、摂取方法によって差異はありませんが、作用が発現し始める時間に若干差異が見られます。

薬物の作用の強さ、作用の発現する時間、作用がなくなる時間は、血中の薬物濃度と関連があります。

覚醒剤を静脈注射すると、血中の覚醒剤濃度は急激に上昇し、その結果、覚醒剤の作用が一気に発現します。やがて覚醒剤は肝臓等で代謝され、尿などに排泄されていくため血中の覚醒剤濃度は次第に減少し、それに伴って作用もなくなっていきます。

一方、経口摂取の場合、腸から薬物が吸収され、血中に取り込まれる間は血中濃度の上昇が見られ、吸収終了後は、血中濃度の減少が認められます。この結果、経口摂取の場合、摂取後徐々に薬物の作用が発現し始め、最高血中濃度に達した後は、静脈摂取と同様、作用は次第に弱くなっていきます。

つまり、静脈注射による摂取では覚醒剤はすぐに効き始めますが、経口摂取では、効き始めるまでしばらく時間がかかるという違いがあります。

また、経口摂取された薬物は完全に吸収されるとは限らないので、吸収程度の差によって、薬物の効き方に変動があります。一般的に、同じ量の薬物を摂取した場合、経口摂取の方が、静脈注射による摂取より作用が弱い傾向があります。

覚醒剤をラットに静脈注射により投与した場合と、経口投与した場合の経時的な血中覚醒剤濃度変化を図に示します[1,2]。

静脈注射の場合、最高血中濃度が初めのところにあり、作用も初めに強く、次第に弱くなることが分かります。

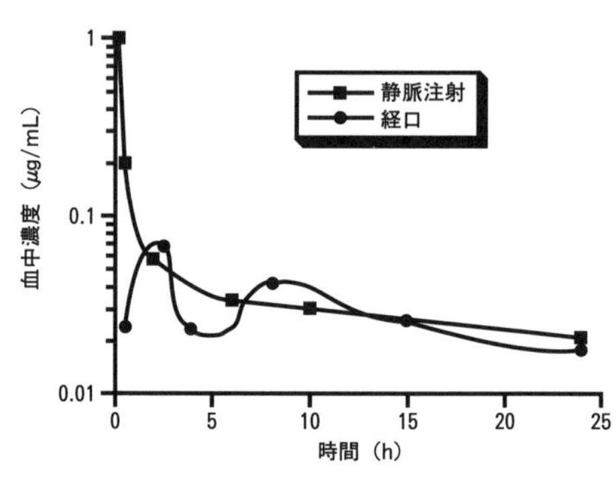

経口摂取の場合は、摂取後約2時間まで、覚醒剤血中濃度が高くなり、一度血中濃度が低くなりますが摂取後8時間後まで血中濃度が再び高くなるという比較的複雑な血中濃度変化を示します。

この現象は、覚醒剤の排泄には、尿に排泄される経路と、胆汁中への排泄を経て糞中に排泄される2経路があり、尿に排泄される方は、直ちに体外に排泄されますが、胆汁中への排泄では、胆汁が腸を通る間にその中の覚醒剤が再び吸収され、一向に体外に排泄されないために起こると説明されています。

医薬品要覧[3]によれば、人に覚醒剤を経口投与した場合、作用が発現するまで15〜30分かかり、作用時間は、2〜4時間であることが述べられています。

最近、新しい摂取方法として、覚醒剤をアルミホイル上に載せて加熱したり、特殊なパイプを用いて加熱する等して気体とし、それを吸入する方法が流行しています。吸入による摂取では、覚醒剤の肺からの吸収は非常に速やかで、数分後には血中濃度は最高値に達します[4]。したがって、吸入による方法では、5分としないうちに作用が発現します。

参考文献：

1) T. Niwaguchi *et al.*：Distribution and Excretion of Methamphetamine and its Metabolites in Rats. I. Time-course of Concentration in Blood and Bile after Oral Administration, *Xenobiotica,* **12**, 233–239 (1982).

2) T. Niwaguchi *et al.*：Distribution and Excretion of Methamphetamine and its Metabolites in Rats. Ⅲ. Time–course of Concentration in Blood and Bile after Intravenous Administration, *Xenobiotica,* **15**, 31–40 (1985).

3) 大阪府薬剤師会編：医薬品要覧, 薬業時報社.

4) C. E. Cook, A. R. Jeffcoat, J. M. Hill, D. E. Pugh, P. K. Patetta, B. M. Sadler, W. R. White, M. Perz-Reyes：Pharmacokinetics of Methamphetamine Self-administered to Human Subjects by Smoking S–(+)–Methamphetamine Hydrochloride, *Drug Metab. Dispos.,* **21**, 717–723 (1993).

Q19

覚醒剤が静脈注射により摂取された場合と経口で摂取された場合ではどのような違いがあるのですか？

A

経口摂取の場合、静脈注射に比べて作用の発現がやや遅くなることは**Q18**で述べましたが、さらに、同じ量を使用した場合、経口摂取の方が、作用は若干弱いと考えられます。しかし、尿中への排泄期間などに関しては、差異はないようです。

Caldwellら[1)]の実験によれば、覚醒剤を経口摂取した場合、24時間までに摂取量の約18〜27%のメタンフェタミンが尿に排泄されることが報告されています。これは、静脈注射による摂取後尿中に排泄されるメタンフェタミン量とほぼ同程度であり、全体として見ると経口摂取における覚醒剤の吸収率は高いと言えます。

人の場合、経口摂取後約2〜4時間で最高血中濃度に達し、この時点で作用が最も強く現れます。Dirscollら[2)]は、12.5mgのメタンフェタミン塩酸塩を10人の被験者に経口投与し、2時間後の血中濃度を測定したところ平均0.02μg/mLであったと報告しており、Lebishら[3)]は、10mgのメタンフェタミン塩酸塩を経口投与した1〜2時間後の血中濃度は0.03μg/mLであったと報告しております。また、Vree[4)]は、25mgあるいは50mgのメタンフェタミン塩酸塩を経口投与した場合の被験者の最高血中濃度は、それぞれ0.075μg/mL及び0.19μg/mLであったと報告しています。さらに、Cookら[5)]はメタンフェタミン塩酸塩を0.125mg/kgあるいは0.25mg/kgで成人男子に経口投与した場合（被験者の体重が約75kgくらいですので、10mg弱あるいは20mg弱の投与になります。)、最高血中濃度は投与約3時間後に現れ、それぞれ0.02μg/mLあるいは0.037μg/mLであったと報告しています。

一方、石山ら[6)]は報告の中で、3～5mgの覚醒剤を静脈投与した場合、1分後の血中濃度が約0.1μg/mL程度であったと述べており、Cookらの報告[7)]では、15.4～15.5mgの覚醒剤を6名の成人男子に静脈注射した際の最高血中濃度は、約0.1μg/mL程度です。これらの結果から、投与量を考慮して換算しますと、経口摂取の場合、静脈注射による摂取に比べておよそ1/3～1/10の最高血中濃度しか得られないことになり、作用の強さの差もほぼ血中濃度の差に等しいと考えられます。

石山ら[6)]は、投与方法による覚醒剤の尿中排泄速度の差異について検討し、経口摂取に比較して静脈注射の方が約8倍速かったと報告していますが、その検出期間に差はなかったと述べております。また、Cookらの報告[5,7)]によると、経口投与及び静脈注射による血中消失半減期はそれぞれ、約11時間及び約12時間、腎クリアランスはそれぞれ約8L/h及び7L/hであり、ほとんど差（平均値を比較すると違いがあるように見えますが、個人差によるばらつきを考慮すると統計的に有意の差はありません。)はありません。

参考文献：

1) J. Caldwell, L. G. Dring and R. T. Williams：Metabolism of [^{14}C] Methamphetamine in Man, the Guinea Pig and the Rat, *Biochem. J.,* **129**, 11–22 (1972).

2) R. C. Dirscoll, F. S. Barr, B. J. Gragg and G. W. Moore：Determination of Therapeutic Blood Levels of Methamphetamine and Pentobarbital by GC, *J. Pharm. Sci.,* **60**, 1492–1495 (1971).

3) P. Lebish, B. S. Finkle, J. W. Brackett, Jr.：Determination

of Amphetamine, Methamphetamine, and Related Amines in Blood and Urine by Gas Chromatography with Hydrogen-Flame Ionization Detector, *Clin. Chem.,* **16**, 195–200 (1970).

4) T. B. Vree：“Pharmaco Kinetics and Metabolism of Amphetamines” (1973).

5) C. E. Cook, A. R. Jeffcoat, B. M. Sadler, J. M. Hill, R. D. Voyksner, D. E. Pugh, W. R. White, M. Perz–Reyes：Pharmacokinetics of Oral Methamphetamine and Effects of Repeated Daily Dosing in Human, *Drug Metab. Dispos.,* **20**, 856−862 (1992).

6) 石山昱夫，長井敏明，利田周太：覚せい剤の体内動態と検出法，臨床精神医学，**10**，1189–1201 (1981).

7) C. E. Cook, A. R. Jeffcoat, J. M. Hill, D. E. Pugh, P. K. Patetta, B. M. Sadler, W. R. White, M. Perz-Reyes：Pharmacokinetics of Methamphetamine Self-administered to Human Subjects by Smoking S–(+)–Methamphetamine Hydrochloride, *Drug Metab. Dispos.,* **21**, 717–723 (1993).

Q 20

覚醒剤を加熱し、気体として吸入した場合ではどのような違いがあるのですか？

A

吸入した場合、覚醒剤の吸収は速やかで、数分以内に作用が発現することはQ18で述べましたが、尿中への排泄状態も静脈注射とほとんど差異はありません。なお、使用した覚醒剤の70％程度が気体となって摂取されるようですので、同じ量を使用した場合、吸入の方が、作用は若干弱いと考えられます。

Cookら[1)]は、メタンフェタミン塩酸塩を特殊なガラスパイプに入れ、300～305℃に加熱して気体とし、それを吸入して摂取した場合と静脈注射で摂取した場合との比較を報告しておりますが、**Q18**で述べたように、吸入による摂取では、血中濃度は数分後には静脈注射とほぼ同程度となり、その後の減少状態にほとんど差がないと述べています。また、心拍数、血圧等循環器系への影響の現れ方、尿中への排泄状態にも差は見られなかったと報告しています。なお、加熱しても覚醒剤は分解して他の化合物に変化したりはせず、また、用いた覚醒剤の約30％がパイプに残っており、約70％が吸入・摂取されたと述べています。

東原ら[2)]は、覚醒剤をアルミホイル上に載せて加熱し、出てきた白い煙を吸入して使用していた3症例について報告していますが、いずれの乱用者も、吸入の場合、効果はゆっくりと（5～10分くらいして）現れ、注射よりも弱い感じがすると述べています。

参考文献：

1) C. E. Cook, A. R. Jeffcoat, J. M. Hill, D. E. Pugh, P. K. Patetta, B. M. Sadler, W. R. White, M. Perz-Reyes：Pharmacokinetics of Methamphetamine Self-administered to Human Subjects by Smoking S−(+)−Methamphetamine Hydrochloride, *Drug Metab. Dispos.,* **21**, 717–723 (1993).

2) 東原繁樹，加藤　明，中嶋照夫：加熱吸引による覚醒剤乱用，アルコール研究と薬物依存，**25**，467–474 (1990).

Q21

覚醒剤は、皮膚や粘膜からも吸収されるのですか？

A

覚醒剤は、皮膚や粘膜からも吸収されます。

皮膚からの吸収はよくありませんが、粘膜からは非常によく吸収されます。

Vreeの実験[1)]によれば、メタンフェタミン12mg及び48mgを8時間皮膚に塗布した場合、その経皮吸収率は、それぞれ2％及び1％であり、投与後50時間の尿中累積排泄量は、投与量の0.25～0.8％、尿中の最高排泄濃度は、0.8μg/mLであったと報告しています。また、アンフェタミンに関しては、15～36mgを8時間皮膚に塗布した場合、吸収率は0.16～0.8％であり、その尿中排泄速度は、0.04～0.25μg/分であったと報告しています。このことから、覚醒剤の場合、経皮吸収されにくいことが分かります。

一方、粘膜からの吸収に関しVree[1)]は、11.4～20mgのアンフェタミンを直腸に投与したところ、投与後50時間までに投与量の56～75％が尿中に排泄されることを報告しています。また、間瀬田ら[2)]は、メタンフェタミンをウサギ膣粘膜に投与した場合、投与後22時間までに投与量の9.7～17.7％のメタンフェタミンが尿中に排泄されることを報告しています。これらのことから、覚醒剤は粘膜から非常によく吸収されることが分かります。

参考文献：

1) T. B. Vree："Pharmaco Kinetics and Metabolism of Amphetamines" (1973).

2) 間瀬田千香暁，古徳　迪：覚せい剤（メタンフェタミン）のウサギ膣粘膜からの吸収について，科学警察研究所報告，**41**，10–14 (1988).

Q22

覚醒剤が排泄される態様として、尿、汗、唾液、精液、毛髪などが考えられますが、これらからも覚醒剤を検査することができますか？

A

尿、汗、唾液、精液、毛髪いずれを資料としても覚醒剤を検査することはできますが、採取可能な資料の量、資料中の覚醒剤濃度や検出可能な期間等を考慮すると、尿が最適の資料です。

覚醒剤の尿中排泄に関して、Caldwellら[1)]は20mgのメタンフェタミン塩酸塩を経口投与して、24時間中に排泄される尿中のメタンフェタミンを測定したところ、投与量の18.1～27.2%が排泄されていたことを報告しており、Beckettら[2)]は、13.7mgのメタンフェタミン塩酸塩を経口投与した場合、24時間中に投与量の22.1%のメタンフェタミンが排泄されていたと報告しています。また、その他のいくつかの実験においても、メタンフェタミン摂取後24時間尿中に摂取されたものの20%程度が未変化体（メタンフェタミン）として排泄されていたことが示されています。

次に、汗への覚醒剤の排泄に関して、石山ら[3,4)]は、10mgのメタンフェタミン塩酸塩を経口投与して、尿中のメタンフェタミン量と汗中のメタンフェタミン量を比較したところ、投与後24時間以内の汗中メタンフェタミン濃度は、尿中のメタンフェタミン濃度の1/2～同程度であることを報告しています（尿中濃度約1～3μg/mL、汗中濃度約1～1.5μg/mL）。さらに、それ以降は、尿中への排泄が著しく減少するのに対して、汗中への排泄は72時間まであまり濃度的に変化がないことを示しています。

しかしながら、汗の採取は、かなり困難である上、発汗場所や発汗の程度等によっても覚醒剤含有量が異なってくる可能性があるので、実際的な鑑定資料とはなりにくいと考えられます。資料採取の容易性を考えれば肌着、靴下など汗が染み込んでいるものの方が鑑定資料として実際的かもしれません。

唾液中への覚醒剤の排泄に関しては、汗と比較して少ないことが知られています。Vree[5)]は、50mg のメタンフェタミン塩酸塩を経口投与した場合の被験者の唾液中の最高濃度は、約 2 μg/mL であり、12時間後には約0.4μg/mL であったと報告しています。また、尿中のメタンフェタミンの半減期が 6 ～ 7 時間、血中のメタンフェタミンの半減期が約 9 時間であるのに対し、唾液中のメタンフェタミン半減期は約3.5時間であると報告しています。このことは、唾液を鑑定資料として検査を行う場合、覚醒剤摂取後早い時期に採取された唾液でなければ検出が困難であることを示しています。

精液中への排泄に関しては、アンフェタミン投与を受けている被験者の血液、尿、精液及び唾液中のアンフェタミン量を定量したものが報告されております[6)]。その結果は、次の表に示すとおりです。

試料	アンフェタミン濃度（μg/mL）
血漿	0.11
尿	0.67
全血	0.064
精液	0.054
唾液	0.073

このように精液中にもアンフェタミンは含有されますが、その量は極めて微量です。

メタンフェタミンも化学構造的にアンフェタミンと類似していることから、同様に精液中にも含有されると考えられますが、その量は極めて少ないと考えられます。

毛髪資料については、**Q43～51**を参照してください。

参考文献：

1) J. Caldwell, L. G. Dring and R. T. Williams：Metabolism of [^{14}C] Methamphetamine in Man, the Guinea Pig and the Rat, *Biochem. J.,* **129**, 11–22 (1972).

2) A. H. Beckett and M. Rowland：Urinary Excretion Kinetics of Methamphetamine, *J. Pharm. Pharmacol.,* **17**, 109s－114s (1965).

3) 石山昱夫, 長井敏明, 利田周太：覚せい剤の体内動態と検出法, 臨床精神医学, **10**, 1189–1201 (1981).

4) I. Ishiyama, To. Nagai, Ta. Nagai *et al.*：The Significance of Drug Analysis of Sweat in Respect to Rapid Screening for Drug Abuse, *Z. Rechtsmed.,* **82**, 251–256 (1979).

5) T. B. Vree：“Pharmaco Kinetics and Metabolism of Amphetamines” (1973).

6) F. P. Smith：Detection of Amphetamine in Bloodstains, Semen, Seminal Stains, Saliva and Saliva Stains, *Forensic Sci.,* **17**, 225–228 (1981).

尿を資料とした覚醒剤の検査

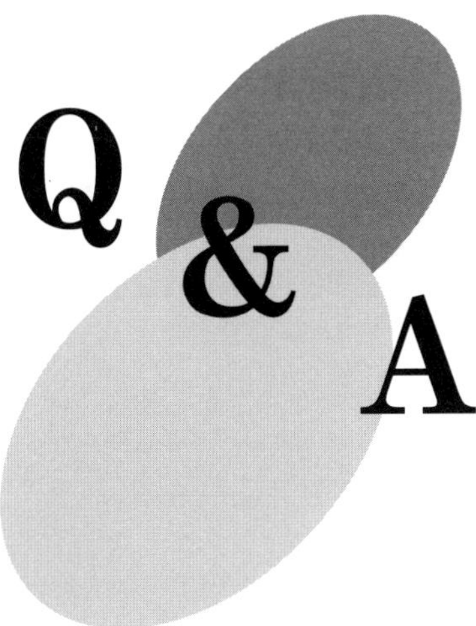

Q23

尿鑑定に必要な尿の量はどのくらいですか？

通常50～100mL程度です。

検査上問題となるのは、尿量よりも、覚醒剤が絶対量として検査に十分な量資料中にあるか否かです。すなわち、濃度の高い資料であれば、例えば、5mLでも検査が可能な場合もあり、逆に濃度が低い場合には、100mL以上必要であるかもしれません。通常目安として、50～100mL程度です。

Q 24

尿鑑定はどのように実施されるのですか？

A

採尿後、場合によっては、警察署等において予備検査が実施された後、科学捜査研究所へ試料が送付されます。原則的には、まず、尿試料から覚醒剤を抽出、得られた抽出物について、薄層クロマトグラフィー（TLC)、ガスクロマトグラフィー（GC）による検査が行われ、ついで、赤外吸収スペクトル（IR）の測定あるいはガスクロマトグラフィー/質量分析（GC/MS）が行われます。

尿中覚醒剤の予備検査法としては、いわゆるシモン試薬（陽性であれば、青藍色に呈色）を利用した吸着チップ法やSRチップ法、GCを用いた簡易ガスクロ法（陽性であれば、標準品と同じ時間にピークが出現）あるいは抗原抗体反応を利用したトライエージ（陽性であれば、指定の場所に赤紫色の線が出現）等が用いられています。いずれの方法も、あくまで予備検査であり、類似の反応を示すものが全くないわけではありませんので、その限界をよく理解した上で、利用しなければなりません。

本鑑定においては、標準品と同じ移動度を示すものが抽出物の中にあるか否かで検査するTLC及びGCを行って、覚醒剤が含有されているか否かを検索し、最終的には、物質の化学構造に由来する情報を与えるIRあるいはGC/MSを行って、確実な確認を行っています(各検査法の詳細については**Q 25～29**参照)。

裁判における証拠資料として、薬物の検出を断定するためには、検査原理の異なる複数の分析法を実施した結果をもって判断することが必要であり、TLC、GCとIRあるいはGC/MSの少なくとも3種類の検査の結果をもって最終的な結論を出しています。

Q25

尿資料からの覚醒剤の抽出はどのように実施されるのですか？

A

尿をアルカリ性にした後、エーテル、ヘキサン、クロロホルムなど水と混合しない有機溶媒を加えてよく振とうし、有機溶媒に覚醒剤を移行させて抽出します。

尿、血液など生体試料を対象とする場合、種々の検査を行う前に、夾雑物の多い試料中の少量の検査対象物を、なるべくきれいな形で取り出すため、抽出操作を行います。

種々の抽出方法がありますが、一般には、液 - 液抽出法が用いられます。覚醒剤は、**Q 2** に述べたように、遊離塩基の状態では水に溶けにくく、有機溶媒には非常によく溶けます。この性質を利用して、尿に溶けている覚醒剤を有機溶媒に移行させるのです。

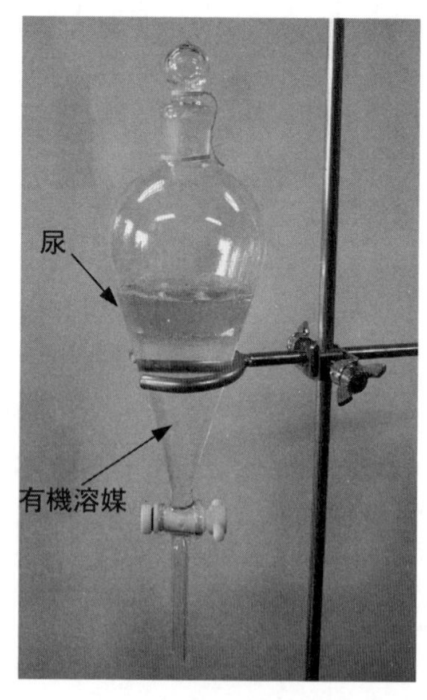

写真のような分液ロートと呼ばれるガラス容器の上部から尿を入れ、アンモニアや水酸化ナトリウム溶液を加えてアルカリ性にします。すると、資料中の覚醒剤は遊離塩基となり、水には溶けにくく、有機溶媒に溶けやすくなります。これに水と混

合しない有機溶媒を加えてよく振とうした後、静置、分離した有機溶媒層を分取、濃縮して抽出物を得ます。抽出溶媒として水より重いクロロホルムを用いた場合は、下層が有機層となりますので、分液ロートの下方のコックを開けて、有機層を分取します。エーテル、ヘキサンなどの水より軽い溶媒を用いた場合は、同様にして下層の尿を下から取り除いた後、上部から有機層を分取します。

Q 26

薄層クロマトグラフィー（TLC、Thin Layer Chromatography）とはどんな検査法ですか？

A

細かいシリカゲルなどの粉を、ガラス板上に厚さ0.25mmの薄い層に塗布したもの（薄層板）を用い、この薄層上の移動状態が、物質によって異なることを利用して検査する方法です。

薄層クロマトグラフィーは次のように行います。

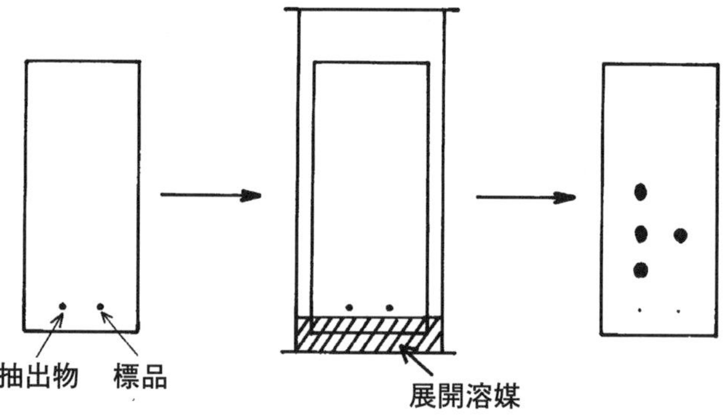

薄層板の下端１～1.5cmの所に、抽出物を小さい点状に塗布（スポット）し、さらに、その横に標準の薬物（標品）を同様に付着します。次に、この薄層板を、少量の有機溶媒の混合液（展開溶媒）を入れた容器に入れ、その下端を浸し、放置します。この間、毛細管現象により、展開溶媒が薄層板上を上昇し始めますが、同時に抽出物中の各成分も薄層板上を上昇します。その際、各成分は、その展開溶媒、薄層板との相互作用の違いからそれぞれ異なった速度で移動して、分離し

ます。展開溶媒が10cm程度上昇した時点で薄層板を取り出し、適当な検出試薬を噴霧して分離した各成分を検出します。抽出物中に標品のメタンフェタミンと同一の移動度（Rf値）、検出試薬に対して同一の呈色を示す成分が観察されるか否かで、メタンフェタミンの含有の有無を判断します。展開溶媒や検出試薬を種々変えても、同一の挙動を示す成分が観察される場合は、メタンフェタミンが含有される確度がさらに高くなります。

Q 27

ガスクロマトグラフィー（GC、Gas Chromatography）とはどんな検査法ですか？

A

ガスクロマトグラフと呼ばれる装置を用いて行う検査法で、装置に注入してから出てくるまでの時間（保持時間）が物質によって異なることを利用して検査する方法です。

ガスクロマトグラフ装置は、任意の温度に保持できるオーブン中に、分離カラムを装着し、このカラム内に常に一定量の気体（キャリアガス、窒素あるいはヘリウムを使用）を流せるようになっている分析機器です。分離カラムとしては、従来、液体シリコンなど（液相）を、珪藻土などの細かい粒子（担体）に薄くコーティングしたもの（充塡剤）を詰めた細長いガラス管（内径 3 mm、長さ 1 ～ 3 m）を使用していましたが、最近は、分離能をよくするため、さらに細くて長いガラス管（内径0.25mm、長さ10～30m）の内壁に液相をコーティングしたキャピラリーカラムを用いることが多くなっています。

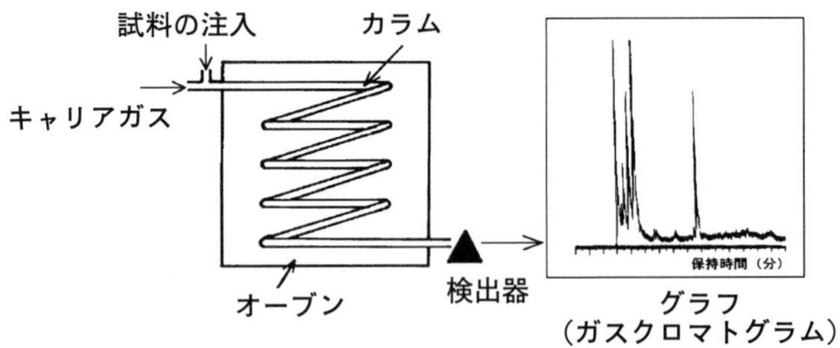

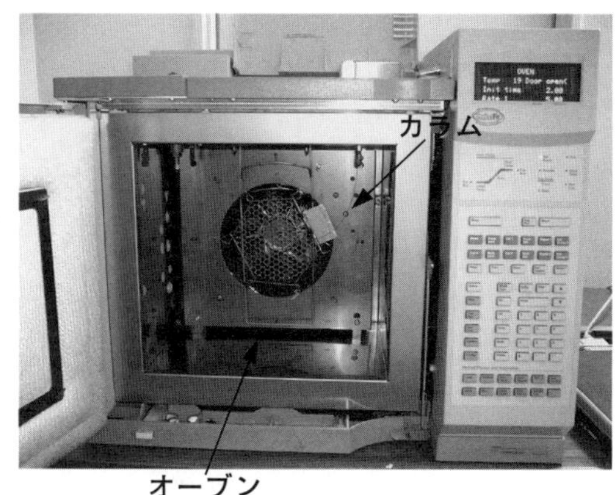

小さい注射器を用いて抽出物を装置に注入すると、抽出物中の各成分は、ガス状になり、キャリアガスに乗って検出器が装着された出口に向かって移動します。この分離カラムを移動する間に、各成分は、その沸点や液相との相互作用の違いなどによって分離され、異なった速度で出口に到達します。抽出物中に、装置に導入してから出口に到達するまでの時間（保持時間）が標品のメタンフェタミンと同一の成分が観察されるか否かで、メタンフェタミンの含有の有無を判断します。液相やカラム温度など分析条件を種々変えても、同一の保持時間を示す成分が観察される場合は、メタンフェタミンが含有される確度がさらに高くなります。

なお、覚醒剤の場合、ピーク形状や分離能を良くするため、誘導体（トリフルオロアセチル誘導体がよく使用されます。）を作成した後にガスクロマトグラフィーを行う方法も、よく実施されます。

Q 28

赤外吸収スペクトル（IR、Infrared absorption spectrum）の測定とはどんな検査法ですか？

A

赤外吸収スペクトルの測定は赤外分光光度計という装置を用いて行います。化合物に赤外線を照射すると、化合物によって特定の波長の赤外線を吸収し、指紋のようにそれぞれ化合物に特有の図形（赤外吸収スペクトル）を示します。この図形を標品の図形と比較して検査を行います。

Q26、**Q27**に述べた薄層クロマトグラフィーやガスクロマトグラフィーによる検査法は、薄層板上やカラム内の挙動を標品と比較する相対的な分析法で、同一挙動を示すメタンフェタミン以外の化合物の可能性を完全に否定できるものではありません。これに対し、赤外吸収スペクトルは、化合物の化学構造に由来するものであるため、確実に薬物を同定することができます。ただし、この検査のためには、薬物を単一な状態にまで精製しなければなりません。右図に塩酸メタンフェタミンと硫酸アンフェタミンのスペクトルを示します。

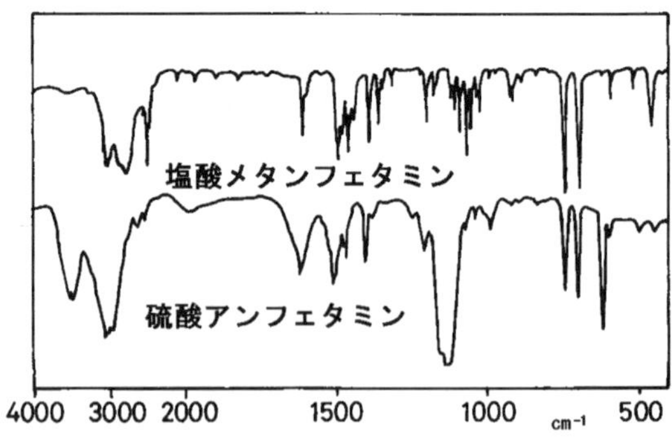

Q 29

ガスクロマトグラフィー/質量分析（GC/MS、Gas Chromatography/Mass Spectrometry）とはどんな検査法ですか？

A

GC/MSは、**Q 27**に述べたガスクロマトグラフ装置と質量分析装置を連結したガスクロマトグラフ/質量分析装置という分析機器を用いて行います。この装置では、ガスクロマトグラフ装置で分離された成分が、順次質量分析装置に導かれ、成分毎に質量分析が行われます。質量分析で得られた結果（質量スペクトルという）は、物質によって、それぞれ独特、固有のものです。保持時間とスペクトルの両方を標品と比較して検査を行います。

質量分析は、有機化合物を種々の方法でイオン化し、生成したイオンを質量（m）と電荷（z）の比（m/z）によって分離して、生成しているイオンの質量と量を測定する方法です。結果は、横軸にイオンの質量（正確にはm/z)、縦軸にその量を示すグラフ（質量スペクトル）として得られます。装置内で生成するイオンと量は、化合物の化学構造に由来するため、確実に化合物を同定することができます。

しかし、質量分析には、薬物を単一な状態にまで精製しなければなりません。そこで、分離分析法であるガスクロマトグラフィーと結合したGC/MSを用いると、ガスクロマトグラフィーで分離された個々の成分の質量スペクトルを順次得ることができ、混合物試料でも分析可能となります。

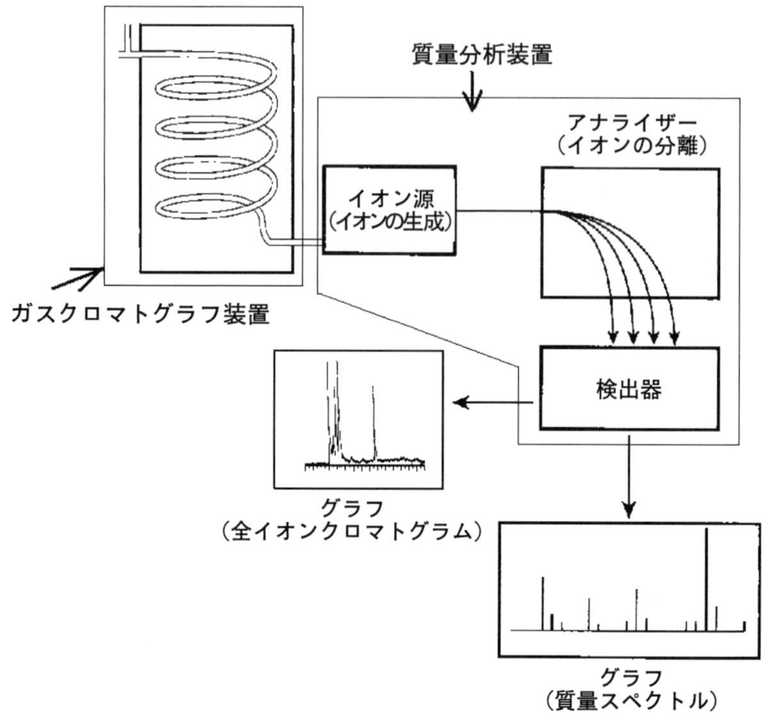

GC/MSでは、生成する全イオン量を時間によってモニターすることができ、ガスクロマトグラムに相当する全イオンクロマトグラムが得られ、保持時間と質量スペクトルの両方で、薬物を確認することができます。

イオン化の方法はいろいろありますが、最も一般的に用いられているのは、高エネルギーを持つ電子を衝突させる電子衝撃イオン化（EI、Electron Impact Ionization）法です。また、反応ガス（メタンやイソブタンが使われます。）を同時に導入して、まず反応ガスを高エネルギー電子でイオン化し、このイオンで試料分子を間接的にイオン化する化学イオン化（CI、Chemical Ionization）法もよく用いられます。この方法は、EI法に比べて穏やかなイオン化法であり、高エネルギーの電子で分解されやすい化合物のイオン化に利用されます。

次図に、メタンフェタミンとアンフェタミンのトリフルオロアセチル（TFA）誘導体のEI法による質量スペクトルを、各イオン（フラグメントイオンという。）が化学構造内のどの結合の分解で生成しているか（フラグメンテーション）を示す図とともに示します。

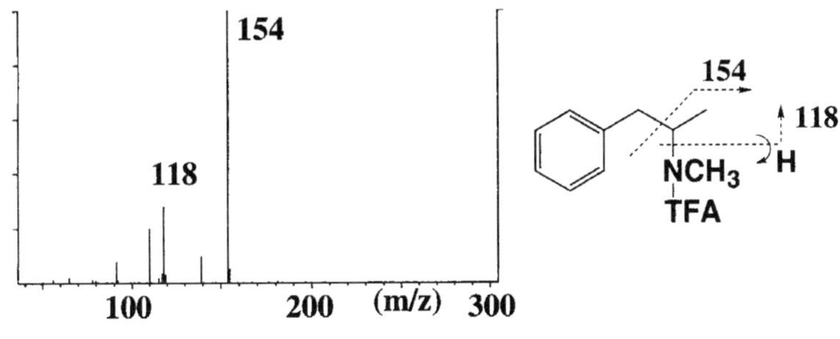

メタンフェタミン - TFA 誘導体

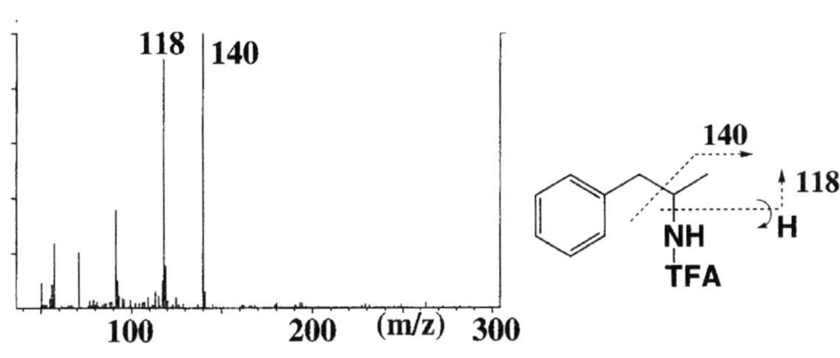

アンフェタミン - TFA 誘導体

Q 30

覚醒剤使用被疑者が、時折、「尿鑑定が陽性となったのは、採尿後に覚醒剤を混入されたため」と抗弁することがありますが、尿から覚醒剤が検出された場合、どのようにして、それが覚醒剤を使用したためであると明確にされるのですか？

A

尿検査では、覚醒剤メタンフェタミンのみならずその代謝物の確認も行い、単に添加したものではないことを明確にしているのです。

現在行われている尿中覚醒剤鑑定では、主として、尿中排泄量の最も多いメタンフェタミンの検出を行っています。

しかしながら、「検査段階で尿に覚醒剤を混ぜられた」とする被疑者の抗弁に対応するため、現在多くの科捜研で、メタンフェタミンの代謝物の一つであるアンフェタミン（**Q17**参照）を同時に分析してその両方が検出された場合にのみ覚醒剤陽性という結果を報告しています。このアンフェタミンが尿中に存在することが明らかにメタンフェタミンが体内を通って排泄されたものであることを証明することになります。

一方、覚醒剤摂取後時間がたっていたり、摂取量が少量であった場合など、メタンフェタミンは検出されたが、アンフェタミンが検出されなかったため検査結果は陰性と報告されることもあります。したがって、特別な事例においては、検査者との意志の疎通をよく行い、検査過程における情報を把握しておくことも必要です。

Q 31

メタンフェタミン塩酸塩を使用した者の尿についての鑑定書には、「尿にメタンフェタミンの含有が認められた」旨記載され、メタンフェタミン塩酸塩とは記載されませんが、なぜですか？

A

尿鑑定において、尿からメタンフェタミンを抽出する際、塩の形ではなく、遊離のメタンフェタミンとして抽出しなければならず、尿中で何塩であったかについては明らかにできません。また、その必要もありません。したがって、尿鑑定の場合「メタンフェタミン」と記載され、「メタンフェタミン塩酸塩」とは記載されないのです。

既に、Q 2でメタンフェタミン塩酸塩の構造について、また、Q 3で水溶液中では、このメタンフェタミン塩酸塩は、2つのイオン、すなわち、メタンフェタミンに水素イオンが1つ結合してできる正の電荷を持ったイオンと負の電荷を持った塩素イオンに解離していることを述べました。

メタンフェタミンの結晶の場合、赤外吸収スペクトル測定等の方法により、それが何塩であるかを確実に調べることができます。

一方、メタンフェタミンが尿中に排泄される場合、メタンフェタミンは正イオン型として尿中に存在すると考えられますが、尿中には、もともと生体の活動に由来する数多くの負イオン（塩素イオン、ヨウ素イオン、硝酸イオン等）が含まれるため、メタンフェタミンのイオン型がどの負イオンと塩を形成するか特定することには意味がないと考えられます。

また、現在行われている尿鑑定では、尿からメタンフェタミンを塩の形ではなく、遊離のメタンフェタミンとして抽出するため、尿中で何塩であったかについては、明らかにできませんし、またその必要もありません。

そのため、尿についての鑑定書には、「尿にメタンフェタミンの含有が認められた」旨しか記載されません。

Q32

覚醒剤の尿中排泄期間はどのくらい（摂取後いつからいつまで検出可能）ですか？

A

覚醒剤摂取後30分程度から、覚醒剤を初めて使用した場合、４日間程度、乱用者の場合、ほぼ１週間～10日間程度が、鑑定可能な尿中覚醒剤の排泄期間であると考えられます。

覚醒剤の代謝・排泄は、摂取量、摂取方法、使用歴、年齢、性別等種々の要因の影響を受け個人差があり、また、検査方法、検査に用いる尿量等によっても検出期間は左右されるので、覚醒剤の尿中排泄期間を一概に断定することはできませんが、尿中排泄に関して次のような実験報告があります。

Caldwellら[1)]は、^{14}C で標識したメタンフェタミン塩酸塩20mgを人に単回経口投与した場合、４日間で投与量の84～96%が尿中に排泄され、特に最初の２日間で大部分が排泄されたという結果を報告しています。

さらに、Richter[2)]は、*l*体のメタンフェタミン８mgを人に経口投与した場合、48時間までに92%が尿中へ排泄されることを報告しており、Utenaら[3)]は、*d*体を用いてやはり48時間尿中に70～80%が排泄されると報告しています。

吉田ら[4)]は、覚醒剤使用事犯被疑者の供述から覚醒剤摂取後採尿までの経過日数が判明した122例について、経過日数と覚醒剤検出状況との関係について調査し、次のような結果が得られたと報告しています。

1　摂取後２日以内に採取された試料（68例）では、全例から覚醒剤が確認された。

2　摂取後２～７日に採取された試料51例では、43例から覚醒剤が確認された。

3　摂取後７日以上経過して採取された試料13例では、１例のみから覚醒剤が確認された。

また、吉良ら[5)]は、覚醒剤使用事犯被疑者22名を対象として、その尿を経日的に採取し、実際の鑑定手法による覚醒剤の検出を行い、以下の結果を報告しています。

1　尿中から覚醒剤が検出されなくなるのは、覚醒剤使用後、およそ５日～11日目までの間で、特に６日～９日目までの間に集中している。

2　尿中のメタンフェタミン濃度から覚醒剤の使用時期を推定するに当たっては、1μg/mL 以上であった場合、使用時期は、採尿時より１週間を超えることはなく、さらに、10μg/mL 以上であった場合には、３日以内に使用したものと推定し得る。

これら被疑者からの結果は、覚醒剤の使用時期及び使用量が被疑者の供述によるものであるため、科学的な厳密性には限界がありますが、参考となり得る調査結果であると考えられます。

次に、覚醒剤摂取後、尿から覚醒剤が検出可能となる時間についてですが、これを明らかにすることを目的とした実験はありません。しかしながら、Beckettら[6)]は、*d*体と *l* 体の覚醒剤の尿中排泄に関する報告において、覚醒剤投与後30分の時点から尿中覚醒剤を検査・定量しており、30分後程度から検出可能と考えられます。

以上の結果から、通常、覚醒剤摂取後30分程度から、覚醒剤を初めて使用した場合には、摂取後４日目程度まで、乱用者の場合、１週間

～10日目程度まで尿から覚醒剤が検出可能と考えられます。

参考文献：

1) J. Caldwell, L. G. Dring and R. T. Williams：Metabolism of [^{14}C] Methamphetamine in Man, the Guinea Pig and the Rat, *Biochem. J.,* **129**, 11–22 (1972).

2) D. Richter：*Biochem. J.,* **32**, 1763 (1938).

3) H. Utena, T. Ezoe, N. Kato.：*Phych. Neurol. Jap.,* **57**, 124 (1955).

4) 吉田昭一郎　他：メタンフェタミンのヒト尿中排泄期間について，科学警察研究所報告，**29**，279–281 (1976).

5) 吉良清司　他：覚せい剤の尿中排泄期間について，科学警察研究所報告，**33**，237–241 (1980).

6) A. H. Beckett and M. Rowland：Urinary Excretion Kinetics of Methylamphetamine in Man, *J. Pharm. Pharmacol.,* **17**, 109s–114s (1965).

Q33

覚醒剤をどの程度服用した場合、通常の尿鑑定で検出可能ですか？

A

摂取後24時間以内に採尿した場合、2mg 以上摂取していれば検出可能です。

Q32と同様に一概に断定することはできませんが、報告されている種々の実験結果から、次のように考えられます。

例えば、Lebishら[1)]の実験によれば、メタンフェタミン10mg を経口摂取した人の24時間中の尿中覚醒剤濃度は、0.5〜3.5μg/mL の間を変動し、24時間後から48時間の間では0.1〜1.8μg/mL であったと報告されています。

現在、尿中覚醒剤検査においてメタンフェタミンの含有を認めるとする下限の濃度は、0.1μg/mL 程度と考えられています。

したがって、これらの数値を換算しますと、摂取後24時間内の尿を鑑定する場合約 2 mg の覚醒剤を摂取していれば尿鑑定で検出可能であり、48時間後の尿を使用する場合少なくとも10mg 摂取していれば尿鑑定で検出可能と考えられます。

参考文献：

1) P. Lebish, B. S. Finkle and J. W. Brackett, Jr.：Determination of Amphetamine, Methamphetamine, and Related Amines in Blood and Urine by Gas Chromatography with Hydrogen-Flame Ionization Detector, *Clin. Chem.,* **16**, 195-200 (1970).

Q34

膣内に覚醒剤を塗布した場合、尿から覚醒剤が検出されますか？

また、この場合、性交により男性の尿から覚醒剤が検出されますか？

A

膣内に覚醒剤を塗布した場合、女性の尿から覚醒剤が検出されますが、この女性と性交した男性の尿からは覚醒剤は検出されません。

Q21で述べたように、覚醒剤は粘膜から吸収されやすく、膣内に覚醒剤を塗布した場合、覚醒剤は膣粘膜から吸収されて体内に取り込まれ、作用を及ぼし、尿に排泄されますので、尿から覚醒剤が検出されます。

一方、覚醒剤は経皮吸収されにくく（**Q21**参照）、したがって、女性の膣内に覚醒剤を入れ性交した場合、男性生殖器から男性の体内に覚醒剤は吸収されにくく、当該男性の尿から覚醒剤が検出されることはありません。

Q35

「覚醒剤を乱用している者の尿、唾液、精液あるいは膣液を飲んだので尿鑑定で覚醒剤が検出された」旨抗弁する場合がありますが、そのようなことはありますか？

A

これらに含有される覚醒剤は微量であり、通常考えられるような量（せいぜい10mL程度）を飲んでも、尿鑑定で覚醒剤が検出されることはありません。

Q22で述べたように、精液、唾液に含まれる覚醒剤は極めて微量です（濃度として0.1μg/mL以下）[1)]。膣液中の覚醒剤量に関する報告はありませんが、精液中と同程度と考えるのが妥当と思われます。一方、**Q33**で述べたように、尿鑑定で覚醒剤が検出されることは、少なくとも2mgの覚醒剤を摂取したことを示していますので、精液、膣液、唾液からそれを摂取するためには、計算上それらを20L飲まなければならないことになります。したがって、覚醒剤を乱用している人の精液、膣液、唾液を飲んだために尿鑑定で覚醒剤が検出されることはありません。

尿の場合は少々問題があります。一般的な覚醒剤乱用者の尿中覚醒剤濃度は、3～10μg/mLです[2)]のでこの程度であれば、200～700mLもの尿を飲まなければ尿検査で覚醒剤陽性にはなりません。しかしながら、まれに、非常に激しい慢性的な乱用者の場合、尿中覚醒剤濃度100μg/mLということもあります。このように覚醒剤濃度の高い尿は、計算上、20mL飲めば尿鑑定で陽性になる場合があることになります。しかしながら、現実的にこのような重篤な乱用者はまれであり、また尿を飲むといった行為が行われるとは考えにくいので、実際にはそのようなことはあり得ないと考えられます。

参考文献：

1) F. P. Smith：Detection of Amphetamine in Bloodstains, Semen, Seminal Stains, Saliva and Saliva Stains, *Forensic Sci.*, **17**, 225–228 (1981).
2) 吉良清司　他：覚せい剤の尿中排泄期間について，科学警察研究所報告，**33**，237–241 (1980).

Q36

「かぜ薬等市販の医薬品を複数服用していたので尿鑑定で覚醒剤が検出された」旨抗弁する場合がありますが、そのようなことがありますか？

A

現在、法的制限なく一般に入手できる薬を服用していたために尿鑑定で覚醒剤が検出されることは、決してありません。

現在、大手製薬メーカーから*d*–メタンフェタミン塩酸塩が粉末、錠剤あるいは注射液として販売されていますが、覚醒剤施用機関あるいは覚醒剤研究者の免許を持ち、医療用あるいは研究用の正当な目的がなければ購入できません。

次に、複数の医薬品に含有される成分が体内で反応して覚醒剤になる可能性ですが、そのようなことは決してありません。

医薬品等の成分は、そのほとんどが元々体内になかった化合物です。これは、いわば体にとって異物であって、生物はこの異物を体外に排泄する仕組みを有しています。排泄する経路としては、尿、糞、汗などの中に排泄するのですが、体内に入った異物は、ほとんど排泄されやすいよう体内で変化を受けます。これを薬物代謝と呼んでいます。この薬物代謝には一般的に、1)酸化反応（酸素を結合させる）、2)還元反応（水素を結合させる）、3)加水分解、4)抱合反応（グルクロン酸、硫酸等を結合させる）などの形式があることが知られていますが、新たに炭素と炭素を結合させ、もとの化合物の構造とは全く別な構造を持つ化合物を作り出す反応は存在しません。したがって、どのような化合物を組み合わせて服用しても体内で覚醒剤が新たに合成されることはありません。

薬物の代謝は、一般に、生体の内的因子のみならず、外から生体に与えられる様々な化学物質や生体の置かれた環境条件の外的因子によっても影響を受けることが知られています。内的因子としては、年齢、性、個体などの生理的因子、内分泌機能異常、食餌条件、肝疾患をはじめとする種々の疾患などの病的因子があり、外的因子としては、他の薬物の併用や連用、アルコール、タバコ、コーヒーなどの嗜好品、農薬、食品添加物の摂取、寒冷、酸素不足などのストレス等があります。しかしながら、これらの原因による代謝の変動は、代謝の活性、すなわち量的な変動が主であり、代謝様式即ち代謝の質的な変動はほとんどありません。もし仮にこれらの因子が代謝様式に変動を与えたとしても、変動によって生じた新しい代謝様式も前述した4種の代謝様式のいずれかに該当する様式であると考えられます。

市販の医薬品の中に、覚醒剤が含有されているものはなく、また、生体内で覚醒剤に変化するものもないことから、市販の薬を使用していたからといって、尿鑑定で覚醒剤陽性となることはありません。

参考文献：

佐藤　了編：薬物代謝—肝小胞体を中心として—，講談社サイエンティフィク．

Q 37

代謝されて体内で覚醒剤を生成する薬物はあるのですか？

A

代謝物として尿中にメタンフェタミン、アンフェタミンを排泄する薬物はいくつか知られています。しかし、これらの薬物を摂取した場合、メタンフェタミン、アンフェタミンのほかに、それぞれの薬物に特徴的な代謝物も同時に排泄されており、これらの薬物を摂取したものかあるいは覚醒剤を摂取したものかを容易に識別することができます。

Q 36で述べたように市販のかぜ薬や強壮薬を飲んだのでは、体内で覚醒剤が生成されることはありません。しかしながら、次に示す化合物を摂取した場合、代謝物の一つとしてメタンフェタミン及びアンフェタミンが生成されることが知られています[1]。

これらの化合物は、いずれもその化学構造から明らかなように、メタンフェタミンの窒素原子に種々の構造を持った部分を結合させたものです。メタンフェタミン類の代謝においては、この窒素原子に結合した炭素骨格を切断する経路が存在するため、上記のいずれからもメタンフェタミンが代謝物として生成されることになります。しかし、いずれの化合物も次に述べるように、メタンフェタミン、アンフェタミンのほかにそれぞれの化合物に特有の代謝物が尿中に排泄されますので、これらを検査・検出することによりこれらの薬物を摂取したものか、あるいは覚醒剤を摂取したものかを識別することが可能です。

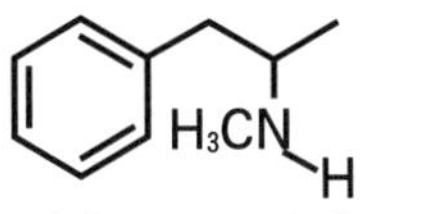

メタンフェタミン

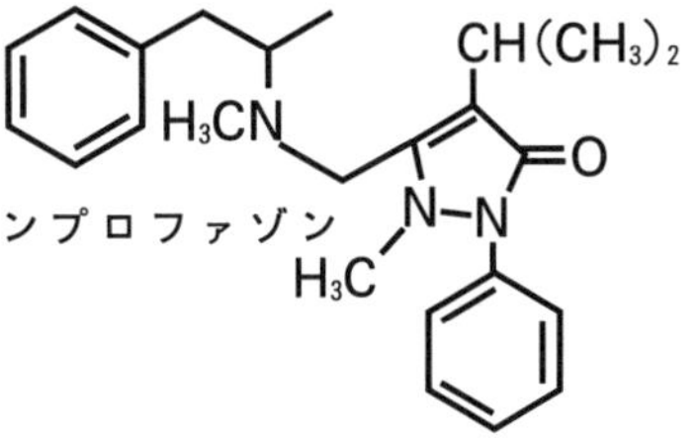

ファンプロファゾン

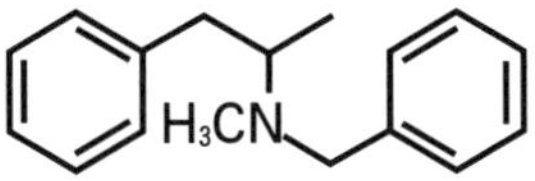

ベンツフェタミン

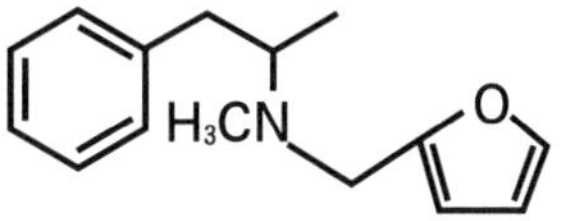

フルフェノレックス

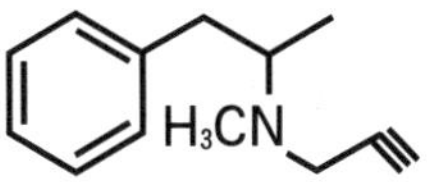

テプレニル

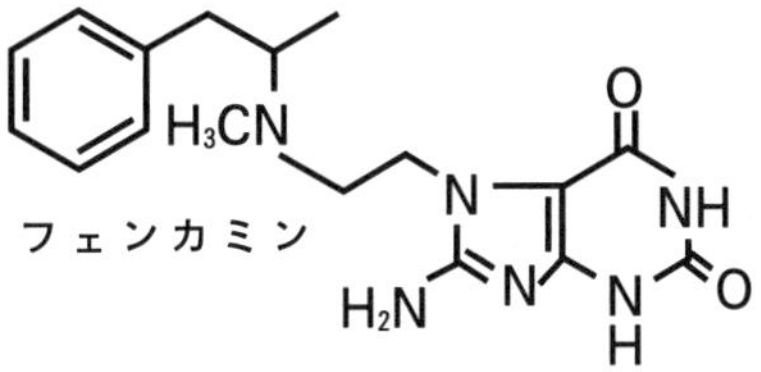

フェンカミン

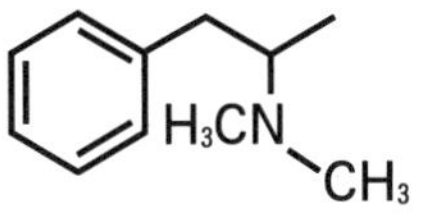

ジメチルアンフェタミン

ベンツフェタミンは、欧米においてやせ薬として用いられる薬物ですが、我が国では、薬物として使用することはできません。

井上ら[2)]の報告によれば、ベンツフェタミンを摂取した人の24時間尿中には摂取したベンツフェタミン量の1.4〜2.7%がメタンフェタミンとして排泄され、5.5〜6.6%がアンフェタミンとして排泄されていることが示されています。さらに、それらのほか、主代謝物として*p*–ヒドロキシフェニル–2–(*N*–ベンジルアミノ)プロパンが13.5〜31.9%排泄されることが明らかにされています。したがって、一般の尿中覚醒剤の検査により、覚醒剤摂取とベンツフェタミンの摂取は識別が可能です。

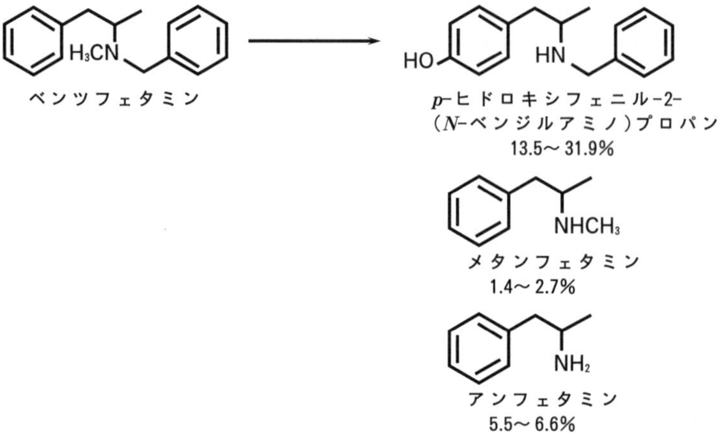

ベンツフェタミン

p-ヒドロキシフェニル-2-(N-ベンジルアミノ)プロパン
13.5～31.9%

メタンフェタミン
1.4～2.7%

アンフェタミン
5.5～6.6%

デプレニルは、パーキンソン病治療薬として最近我が国でも使用されている医薬品です。

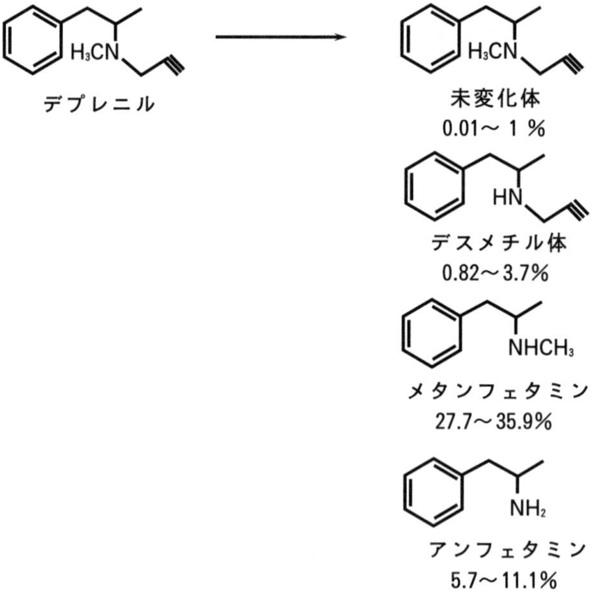

デプレニル

未変化体
0.01～1％

デスメチル体
0.82～3.7%

メタンフェタミン
27.7～35.9%

アンフェタミン
5.7～11.1%

尾野ら[3)]の報告によれば、デプレニル2.5mgを服用した人の72時間尿中には、投与量の約1％の未変化体、0.82%のデスメチル体、27.7

%のメタンフェタミン、5.7%のアンフェタミンが排泄され、デプレニル15mgを服用した人の72時間尿中には、投与量の約0.01%の未変化体、3.7%のデスメチル体、35.9%のメタンフェタミン、11.1%のアンフェタミンが排泄されていることが明らかにされています。このようにデプレニルを服用した人の場合多くのメタンフェタミン、アンフェタミンが尿中に排泄されるため、尿中覚醒剤鑑定に注意が必要であると考えられます。しかしながら、デプレニル服用の場合、微量ではありますが、未変化体やデスメチル体が排泄されることから、現在行われている尿中覚醒剤検査法に従い慎重に鑑定を行えば、デプレニル服用と覚醒剤摂取は区別することができます。

ジメチルアンフェタミンは、我が国では、覚醒剤原料（**Q 8**参照）として規制対象となっています。

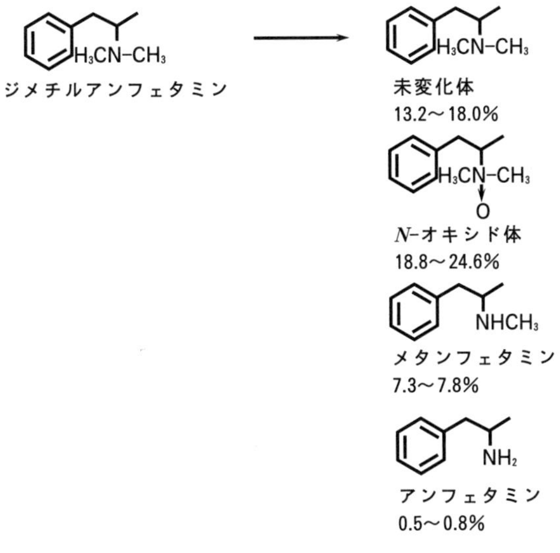

H_3CN-CH_3
ジメチルアンフェタミン
→
H_3CN-CH_3
未変化体
13.2～18.0%

H_3CN-CH_3
O
N-オキシド体
18.8～24.6%

$NHCH_3$
メタンフェタミン
7.3～7.8%

NH_2
アンフェタミン
0.5～0.8%

井上ら[4]は、ジメチルアンフェタミン塩酸塩10mgを服用した時に尿中に排泄される代謝物及びそれらの排泄状態について検討しています。主な代謝物の排泄状態を次表に示しますが、24時間尿中には、未変化体が13.2〜18.0%、ジメチルアンフェタミン *N*–オキシドが18.8〜24.6%、メタンフェタミンが7.3〜7.8%、アンフェタミンが0.5〜0.8%排泄されていることが明らかにされています。このように、ジメチルアンフェタミン摂取の場合、多くの未変化体が尿中に排泄されていることから、覚醒剤摂取と完全に識別することが可能です。

	排泄量（投与量に対する%）					
	0—24時間		24—48時間		48—72時間	
代謝物	1*	2*	1	2	1	2
ジメチルアンフェタミン	13.2	18.0	0.7	1.0	0.06	0.2
ジメチルアンフェタミン *N*–オキシド	24.6	18.8	0.4	1.1	0.05	0.2
メタンフェタミン	7.3	7.8	2.4	3.0	1.1	1.0
アンフェタミン	0.5	0.8	0.4	0.6	0.1	0.2

＊1，被験者1；2，被験者2

なお、服用後時間が経過すると、未変化体に比較して、メタンフェタミン量が多くなることは、注意すべきことと考えられます。

ファンプロファゾンは、弱い交感神経興奮作用を持った解熱鎮痛薬として主にヨーロッパで使用されています。

Yooら[5)]の報告によれば、ファンプロファゾン50mgを服用した人の24時間尿中には、投与量の2〜3.2%のメタンフェタミン、0.3〜0.56%のアンフェタミンが排泄されていることが明らかにされています。また、Mrongoviusら[6)]の報告によれば、尿中にメタンフェタミン以外にファンプロファゾン摂取に特徴的な代謝物として3–ヒドロキシメチルピラゾロンが排泄されることが明らかにされています。

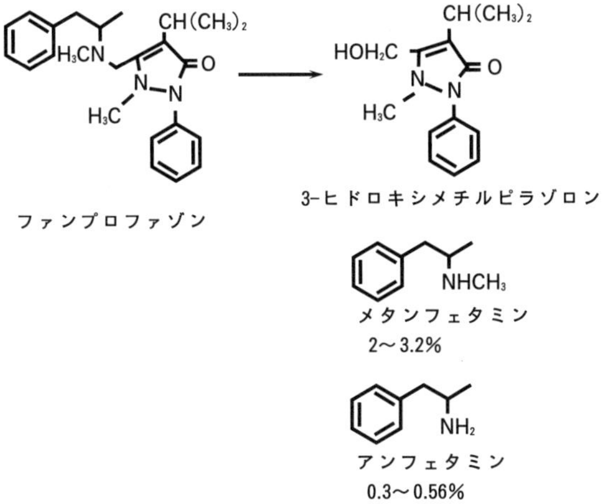

$CH(CH_3)_2$
H_3CN
O
N
N
H_3C

ファンプロファゾン

$CH(CH_3)_2$
HOH_2C
O
N
N
H_3C

3-ヒドロキシメチルピラゾロン

$NHCH_3$
メタンフェタミン
2～3.2%

NH_2
アンフェタミン
0.3～0.56%

フルフェノレックスは、やせ薬あるいは肥満の治療薬として欧米で用いられていました。

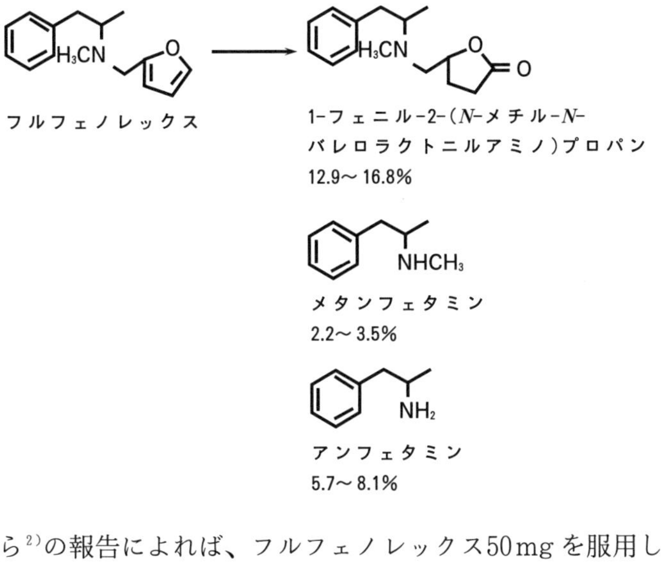

H_3CN
O

フルフェノレックス

H_3CN
O
O

1-フェニル-2-(*N*-メチル-*N*-バレロラクトニルアミノ)プロパン
12.9～16.8%

$NHCH_3$
メタンフェタミン
2.2～3.5%

NH_2
アンフェタミン
5.7～8.1%

井上ら[2)]の報告によれば、フルフェノレックス50mgを服用した人の24時間尿中には、投与量の2.2～3.5%のメタンフェタミン、5.7～8.1%のアンフェタミンが排泄されていることが明らかにされています。さらに、それらのほか、主代謝物として1-フェニル-2-(*N*-メチル-*N*-バレロラクトニルアミノ)プロパンが12.9～16.8%排泄されることが明らかにされています。したがって、一般の尿中覚醒剤の検査により、覚醒剤摂取とフルフェノレックスの摂取は識別が可能です。

フェンカミンは、中枢神経興奮薬としてうつ病の治療に用いられています。

Mallolら[7)]の報告によれば、フェンカミンを服用した人の尿中にはメタンフェタミンが検出されるほか、48時間尿中におよそ摂取量の32%の未変化体が検出されたことが明らかにされています。このことから、この未変化体を検出することにより、フェンカミン摂取と覚醒剤摂取を識別することができます。

参考文献：

1) J. T. Cody：Metabolic Precursors to Amphetamine and Methamphetamine, *Forensic Sci. Rev.,* **5**, 109–127 (1993).

2) T. Inoue, *et al.*：The Metabolism of 1-Phenyl-2-(*N*-methyl-*N*-benzylamino)propane (Benzphetamine) and 1-Phenyl-2-(*N*-methyl-*N*-furfurylamino)propane (Furfenorex) in Man, *Xenobiotica,* **16**, 691–698 (1986).

3) 尾野敏雄　他：塩酸セレギリン(FPF1100) の第Ⅰ相試験, 臨床

医薬, **7**, 1475–1498 (1991).

4) T. Inoue, *et al.* : The Metabolism of Dimethylamphetamine in Rat and Man, *Xenobiotica,* **17**, 965–971 (1987).

5) Y. Yoo, H. Chung and H. Choi : Urinary Methamphetamine Concentration Follwing Famprofazone Administration, *J. Anal. Chem.,* **18**, 265–268 (1994).

6) R. Mrongovius, M. Neugebauer and G. Rucker : Analgesic Activity and Metabolism in the Mouse of Morazone, Famprofazone and Related Pyrazolones, *Eur. J. Med. Chem.,* **19**, 161 (1984).

7) J. Mallol, L. Pitarch, R. Coronas and A. Pons, Jr. : Determination of d, l–Fencamine in Rat and Human Urine, *Arzneim-Forsch.,* **24**, 1301 (1989).

Q38

キムチを食べると尿から覚醒剤が検出されるというのは本当ですか？

キムチを食べて、尿から覚醒剤が検出されることはありません。

昭和59年４月、某有名大学教授が、「キムチを食べると体内で覚醒剤が合成される」と新聞発表したため、一時期、キムチを食べたことを言い逃れ理由にする容疑者が大勢出たことがありました。しかし、科学警察研究所で、問題のキムチとさらに市販の10種類のキムチをそれぞれ３名ずつの被験者に食してもらい、24時間採尿、その尿を通常の鑑定で使用する方法よりも100倍感度の高い方法で検査しましたが、いずれの尿からも覚醒剤は検出されませんでした。その後、その教授は、覚醒剤が検出されたのは、ある家である特定の時期に作られた自家製のキムチを食した時のみであったと述べています。

公判においては、大学教授の実験によって尿中から検出された覚醒剤は、100mL当たり１～0.1μg程度の微量であり、鑑定で行われている各検査法で陽性に反応することはないとして、「キムチを食していたため鑑定の結果尿中から覚醒剤が検出されたものである」との無罪の主張を却下しています。

参考文献：

“被告人がキムチを食していたためその尿中から覚せい剤が検出されたという弁護人の主張が排斥された事例”，判例時報，1123号，138-141（1984）.

Q 39

他の薬物を併用して、尿鑑定で覚醒剤を検出できなくなるよう覚醒剤の排泄を止めることができるのですか？

A

医薬品を用いて摂取した覚醒剤の排泄を止めることはできません。

メタンフェタミン摂取後の尿中への主要な排泄物は、未変化のメタンフェタミンです（**Q 17**参照）。他の医薬品との併用や、環境等の外的因子の影響により、メタンフェタミンの代謝も量的に若干変化します。しかしながら、その主要な代謝・排泄様式を全く変えてしまうことはできません。したがって、どのような医薬品と併用しても尿中に排泄されるメタンフェタミンをなくすことはできないのです。

しかしながら、Beckettら[1)]の実験によれば、覚醒剤の排泄率は尿のpHに依存することが知られています。

すなわち、11mgのメタンフェタミンを人に投与し、尿をアルカリ性（pH8.0±0.2）に保った場合、投与後16時間中に尿中に排泄されたメタンフェタミンは、投与量の0.6〜2.0%であったのに対し、酸性（pH5.0±0.2）に保った場合には、51〜69%であったと報告しています。また、尿をアルカリ性に保っていた人の尿を酸性にしたところ、メタンフェタミンやアンフェタミンの排泄が多くなったことも報告しています。これは、メタンフェタミンやアンフェタミンのpKaは9.9程度であり、尿がアルカリ性の状態では、覚醒剤はイオン化していないので、腎臓での再吸収が大きくなり、尿への排泄が遅くなりますが、尿が酸性の場合、腎臓での再吸収が少なくなり、覚醒剤の排泄が速くなるためです。さらに、尿のpHを保つような特別な処置をしなかった場合、尿の pH の変動が 7.6〜5.2 で、排泄速度の変動が、0.5〜3 μg/分であったことが報告されていますが、この程度の変動は、現在行われている尿中覚醒剤検査に影響するものではありません。

参考文献：

1） A. H. Beckett and M. Rowland：Urinary Excretion Kinetics of Methylamphetamine in Man, *J. Pharm. Pharmacol.*, **17**, 109s–114s（1965）.

Q 40

覚醒剤を加熱吸引していた者と同室にいた場合、本人が吸引していなくても尿から覚醒剤が検出されますか？

A

覚醒剤を加熱して使用する場合、多少は、部屋の空気中へ拡散しますので、同室にいた場合、本人が吸引する意志がなくても、部屋の空気を吸うことにより覚醒剤を摂取することとなり、尿中へも覚醒剤が排泄されます。しかし、その量はごくわずかであり、通常の尿鑑定で陽性になることはまずありません。

本人が吸わなくても、周囲の人がタバコや大麻を吸っていると、副流煙を吸い込み（受動喫煙といいます。）、尿から微量ではありますがニコチンや大麻成分代謝物が検出されることはよく知られています。

タバコや大麻の場合、常に火がついていて加熱されており、タバコや大麻を使用している人が吸っていない間も、タバコや大麻の成分が常時周囲に拡散している状態です。一方、覚醒剤の場合は、使用している者が吸入したい時のみ加熱することが多く、タバコや大麻の場合とは状況が異なると考えられます。

それでも覚醒剤の場合も、多少は、部屋の空気中へ覚醒剤の蒸気が拡散すると考えられますので、本人が使用しなくても、同室内に加熱吸入して使用している者がいれば、部屋の空気を吸うことにより覚醒剤を吸い込むこととなります。覚醒剤を摂取すれば、当然尿中へ排泄されることになりますが、次のような試算から、その量はごくわずかと考えられ、通常の尿鑑定で陽性になることはないと考えられます。

覚醒剤について、受動吸入による摂取を調べた実験はありませんが、覚醒剤と同様に固体を加熱し、その蒸気を吸引して摂取するコカインについてConeら[1)]が行っている２つの実験があり、それを参考にすることができると思われます。その１は、３畳強程度の室内（2.1m×2.5m×2.4m）で100mgあるいは200mgのコカイン（遊離塩基を使用：塩酸塩ではないので、ガスになりやすい。）を加熱し、コカインを加熱している場所から0.9mの位置に被験者を１時間座らせ、その尿を検査したもので、その２は、10畳弱程度の室内（3.4m×4.7m×?m）で、被験者に12.5、25及び50mgのコカインを２時間間隔で続けて加熱吸入して使用してもらい、同じ室内にいてその世話をした医療関係者（使用者から0.6mの位置に２名、1.2mの位置に２名、2.1mの位置に１名）の尿を検査したものです。

第１の実験においては、被験者には何ら薬物を摂取した症状は現れず、また、尿中から検出されたコカイン及びその代謝物の量は、コカイン1mgを静脈注射した場合よりも少ない程度で、通常の検査で陽性と判断される量以下でした。また、加熱しているコカインから0.9m、床から1.1mの位置（座っている被験者の顔とほぼ同じ位置に相当）での空気中のコカイン濃度を経時的に測定し、１分間に14回呼吸し、１回の呼吸で0.5Lの空気が吸い込まれるとして、１時間この部屋にいる間に吸入したコカイン量を試算し、100mgの場合は0.25mg程度、200mgの場合は0.37mgと述べています。コカインの場合、加熱により一部はエクゴニジンメチルエステルに分解されますが、覚醒剤の場合、加熱による分解は見られません[2)]。このことを考慮しても、覚醒剤100mgあるいは200mgを加熱した同様の室内にいた場合、吸入する量は、それぞれ0.3mg及び0.5mg程度と考えられます。**Q33**で述べたように、この程度の摂取では、通常の尿鑑定で陽性となることはありません。

第２の実験においては、どの医療関係者からも、コカインあるいはその代謝物は検出されないか検出されても痕跡程度であったと報告しています。加熱して生じたコカインの蒸気をすべて空気中に放出している実験1に比べ、実験2においては、生じたコカインの蒸気の大部分は被験者が吸入し、室内へはごく一部しか放出されていないわけですから、その空気を吸っていた医療関係者たちの摂取したコカイン量は、実験1よりずっと少ないと考えられ、尿からほとんど検出されないのも当然といえます。

覚醒剤を加熱して使用していた者と同室していたという実際の状況を考えた場合、やはり覚醒剤から出た気体の大部分は、その使用者が吸い込み空気中へ放出される量はごく一部と考えられますから、摂取する量は、前述の0.3mgや0.5mgよりさらに少なくなり、通常の尿鑑定で陽性となることはありません。

次に、受動吸入による覚醒剤の摂取を調べた実験はありませんが、覚醒剤をガラスパイプに詰めて加熱し、その周囲の覚醒剤濃度を測定したMartynyら[3)]の実験があり、その濃度から、そこにいた者がどのくらいの覚醒剤を吸入していたかを大まかに試算することができると思われます。

Martynyらはモーテルの一室（容積57.3m^3）で100mg（2回実施）あるいは250mgの覚醒剤をガラスパイプに入れて加熱し、すぐそばの覚醒剤濃度を測定、実験によってバラツキがありましたが、100mgの時300〜520μg/m^3、250mgの時1600μg/m^{3}であったと報告しています。そして、覚醒剤を吸っている人がいた場合、その人が覚醒剤の蒸気をほとんど吸ってしまい、周囲の濃度はこの値より低くなるが、加熱吸入による使用での覚醒剤の生物学的利用率は90%[2)]あるいは67%[4)]と報告されているので、使用者がいた場合、先程の蒸気の10%あるいは33%が外へ排出されることになり、33%の場合で、その濃度は100mgのとき99〜172μg/m^3、250mgのとき528μg/m^{3}と予測されると報告しています。

通常加熱吸入で使用される覚醒剤量は50〜100mgといわれており、

上記の実験結果のうち、100 mg の結果で、空気中濃度を濃い方、すなわち172 μg/m^{3}を用いて、覚醒剤を加熱吸入して使用していた者と同じ車内や部屋にいた場合に吸入する覚醒剤量を試算してみると、次のようになり、やはり、通常の尿鑑定で陽性となることは考えにくいと思われます。

まず、Martynyらが実験に用いた覚醒剤は純度が91%のものであり、現在日本で乱用されている覚醒剤はほぼ100%であることを補正すると、濃度は189 μg/m^{3}となります。次に、空気中の覚醒剤濃度がその空間の容積に反比例すると仮定すると、容積が3.5 m^{3}程度の乗用車や団地サイズの4.5畳の部屋（14.3 m^3）では、実験に使用したモーテルの部屋のそれぞれ16.4倍や 4 倍になり、濃度は約3100 μg/m^{3}及び757 μg/m^3、1 Lあたりに換算すると3.1 μg/L 及び0.757 μg/L となります。この空間に20分間滞在したとすると、1 回に0.5L、1 分間に14回の呼吸数で、140 L の空気を吸い込むことになります。先程の濃度は加熱していた際の最高濃度であり、この濃度が20分間継続するとは考えにくいのですが、20分間継続したとするとそれぞれ約0.434 mg 及び0.106 mg 吸入したことになります。一方、30 mg の覚醒剤を加熱吸入した場合の尿中覚醒剤濃度を経時的に測定しているCookら[2)]の報告によると、最高時で尿中濃度は 4 ～ 5 μg/mL 程度であり、この数字から推定すると、0.106～0.434 mg の吸入では尿中濃度は最高時で0.014～0.072 μg/mL となります。この数値は、空気中の覚醒剤濃度が高い値のまま継続すると仮定した場合であり、また、尿中濃度は摂取後の経過時間によって減少しますので、実際にはこれより低い値になると思われます。したがって、検出限界が0.5 μg/mL の通常の尿鑑定では陽性になることはないといえます。

また、Abeら[5)]は、マウスを用いて車内や室内を模した空間で、受動喫煙に相当すると考えられる濃度の覚醒剤を吸煙させた実験を行い、その尿から通常の尿鑑定で陽性となる覚醒剤は検出されなかったと報告しています。

参考文献：

1) E. J. Cone, D. Yousefnejad, M. J. Hillsgrove, B. Holicky, W. D. Darwin：Passive Inhalation of Cocaine, *J. Anal. Toxicol.*, **19**, 399–411 (1995).

2) C. E. Cook, A. R. Jeffcoat, J. M. Hill, D. E. Pugh, P. K. Patetta, B. M. Sadler, W. R. White, M. Perz-Reyes: Pharmacokinetics of Methamphetamine Self-administered to Human Subjects by Smoking S-(+)-Methamphetamine Hydrochloride, *Drug Metab. Dispos.*, **21**, 717–723 (1993).

3) J. W. Martyny, S. L. Arbuckle, C. S. McCammon Jr., N. Erb, M. V. Dyke：Methamphetamine contamination on environmental surfaces caused by simulated smoking of methamphetamine, *J. Chem. Health Safe.*, **15**, 25–31 (2008).

4) D. S. Harris, H. Boxenbaum, E. T. Everhart, G. Sequeira, J. E. Mendelson, R. T. Jones：The bioavailability of intranasal and smoked methamphetamine, *Clin. Pharmacol. Ther.*, **74**, 475–486 (2003).

5) K. Abe, A. Kaizaki-Mitsumoto, S. Numazawa：Comparative study between active and passive exposure of methamphetamine vapor in mice, *Forensic Toxicol.*, **39**, 394–404 (2021).

Q41

覚醒剤使用者が、「ヴィックス・インヘラーという鼻づまりの薬を使用したのであって、覚醒剤を使用したのではない」旨抗弁することがありますが、それはどういうことですか？

A

米国で医者の処方箋なしに買える“ヴィックス・インヘラー”は、1瓶中に50mg の *l*–メタンフェタミンを含有しています。したがって、これを使用しますと尿鑑定で覚醒剤が検出されることになります[1)]。そのため、覚醒剤乱用者が言い逃れにヴィックス・インヘラーを使用したとすることがあります。

もちろん、ヴィックス・インヘラーを国内へ持ち込むことは禁止されています。

ヴィックス・インヘラーの中には覚醒剤が含有されていますので、これを使用すると尿から覚醒剤が検出されます。しかし、ヴィックス・インヘラーに含有されているメタンフェタミンは *l*–体であるのに対し、現在、我が国で乱用されているものは*d*–体です（**Q 4**参照)。体内で*d*–体から *l*–体あるいは *l*–体から*d*–体に変化することはありませんので、*d*–メタンフェタミンを使用した場合には尿中に*d*–体のみが、*l*–メタンフェタミンを使用した場合には *l*–体のみが排泄されます。したがって、尿鑑定において、検出されたメタンフェタミンが*d*–体なのか *l*–体なのかまで検査する光学異性体の分離分析（コラム参照）まで実施すれば、*d*–メタンフェタミンを使用したのか、*l*–メタンフェタミンを含有するヴィックス・インヘラーを使用したのかを識別することができます。また、毛髪鑑定により、かなり時間が経過している場合でも供述の真偽を検証することが可能です。

コラム

光学異性体の分離分析

光学異性体は、通常のTLCやGCによる分析では、同一の挙動を示し、分離することはできません。しかし、不斉炭素（Q 4参照）を持つ化合物を結合させると不斉炭素が複数となり、鏡像の関係ではなくなる（ジアステレオマーといいます。）ので、挙動が異なるようになります。これを利用して、覚醒剤の光学異性体を分離分析することができます。

よく用いられる方法は、*N*–トリフルオロアセチル–L–プロリルクロリド（右図の＊印の炭素が不斉炭素です。）と誘導体を作成し、GC分析する方法です。下のクロマトグラムに示すように、*d*–体と*l*–体をそれぞれ確認することができます。

N–トリフルオロアセチル–L–プロリルクロリド

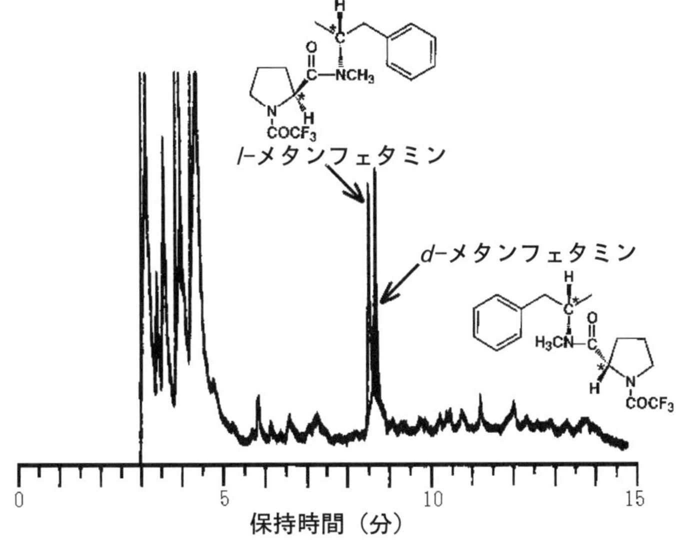

また、光学異性体を分離分析できる特殊なカラムが市販されており、それを利用すれば、誘導体を作成することなく分離分析が可能です。

参考文献：

1） J. Gal：Amphetamines in Nasal Inhalers, *J. Toxicol.-Clin. Toxicol.,* **19**, 517–518（1982）.

Q 42

地面へ放尿した場合、どの程度の土を採取すれば検査可能ですか？

また、時間の経過により地面が乾燥した場合でも検出可能ですか？

A

尿中の覚醒剤量によって検査に必要な土の量は異なりますので、一概に断定することはできません。放尿直後であれば、土が湿っていることを目安にして、採取してください。時間が経過しても、例えば、雨が降って流出したり、奥深く浸透したりせず覚醒剤がその部分に止まっていれば、覚醒剤そのものは比較的安定ですので、検出可能と思われます。

毛髪を資料とした覚醒剤の検査

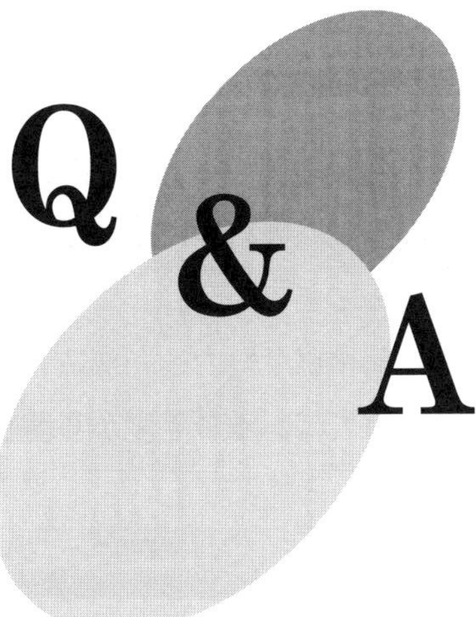

Q43

覚醒剤を使用すると、どうして毛髪から検出されるのですか？

A

覚醒剤をはじめとする薬物の毛髪中への移行のメカニズムは、詳細には分かっていませんが、主として、血液中にある薬物が、毛髪の根元にいっている毛細血管から毛髪中へ移行して毛髪の中に固定されるためと考えられています。

ヒ素、鉛、カドミウム、水銀等の重金属中毒の場合に、これら重金属が毛髪から検出されることは、比較的古くから報告されており、毛髪も、排泄器官の一つであることが知られていました。最近の高感度分析法の発達に伴って、微量の薬物分析が可能となり、1980年代後半から、覚醒剤をはじめとしてヘロイン/モルヒネ、コカイン、フェンシクリジン（PCP)、THC 等多くの薬物について、毛髪を資料とした分析が報告されるようになってきました。

現在、薬物を使用すると薬物が毛髪内へ一部取り込まれ、殊に、連続して使用する乱用者においては、その毛髪から薬物が検出され得ることは、周知の事実となっています。

毛髪は、図に示すように、表皮の上に出ている毛幹部と表皮から 3 ～ 4 mm の深さに埋まっている毛根部からなっており、毛根部の毛球には、毛細血管が入り込んでいる構造になっています。毛幹部は、外側から毛表皮（小皮)、皮質及び髄質からなっており、毛髪は、毛球の毛乳頭でできる毛母細胞が成長しながら角質化していって形成さ

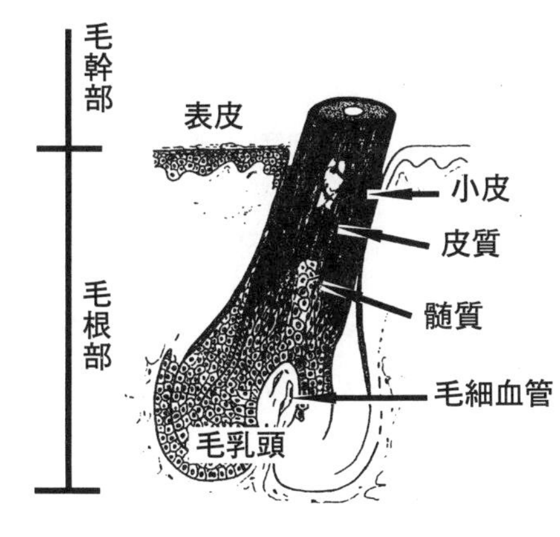

れます。

薬物が毛髪中へ取り込まれるメカニズムの詳細については、まだ不明な点も多いのですが、主なメカニズムは、毛球に入り込んでいる毛細血管から薬物が毛母細胞中に移行し、毛髪の成長とともに移動していくと考えられています。さらに、角質化が進んだ後、汗腺等からの取込みや、表皮の外へ現れた後の外部汚染による取込み等も一部関与していると考えられています。

参考文献：

1) T. Inoue, S. Seta：Analysis of Drugs in Unconventional Samples, *Forensic Sci. Rev.,* **4**, 89–107 (1992).

2) 井上堯子：毛髪分析による乱用薬物の使用証明，ファルマシア，**32**, 518–522 (1996).

Q44

毛髪鑑定に必要な毛髪量はどのくらいですか？

A

通常50本以上の毛髪を必要とします。

ガスクロマトグラフィー/質量分析（GC/MS）の特殊な分析法の一つである選択イオン検出法（SIM、Selected ion monitoring、**Q48**参照）のような高感度分析法を用いれば、髪の毛１本からでも薬物の検出が可能な場合があります。しかし、裁判における証拠資料として、薬物の検出を断定するためには、SIM の結果のみでは不十分であり、複数の分析法を実施した結果をもって判断することが必要ですので、検査には10mg（50本）以上の毛髪資料を必要とします。

Q45

頭髪資料はどの部位から採取したらいいのですか？

前頭部、左右側頭部、頭頂部、後頭部の５か所から均等に採取します。

年齢や性別による毛髪の成長の差異が少なく、かつ、成長期の毛髪の割合が比較的一定していることから、毛髪の採取部位としては、後頭頂部が最適と考えられています。

しかし、実際的には、部位によって毛髪中の薬物濃度に差異のあることが示唆されていることや、限られた部位から多くの毛髪を採取した場合その部分にやや異常な様相を残すおそれがある等の理由から、様々な部位（前頭部、左右側頭部、頭頂部、後頭部の５か所）の頭髪を採取することが妥当と考えられます。

Q 46

頭髪以外の毛も資料とすることができますか？

A

　陰毛やひげから薬物を検査している例もあり、頭髪以外の毛も資料とすることは可能ですが、資料の採取が容易なこと、比較的多量の資料を採取できること等から頭髪が最適と考えられます。

Q 47

毛髪の採取は、抜去法でなければいけませんか？

A

強いて抜去法で採取する必要はなく、できる限り表皮に近いところでカットする方法で代用可能です。

抜去法で毛髪を採取した場合、毛根部分を含めた毛髪の採取ができ、薬物使用に関するより最近の情報が得られることになります。また、覚醒剤の使用時期を推定するために分割分析を実施する場合（Q50参照）、より正確度の高い結果が得られると期待されます。

しかし、実際には、毛髪の伸長速度に個人差がある等の理由から、抜去法で採取しても、薬物使用時期を推定することはなかなか困難です。したがって、強いて抜去法で採取する必要はなく、できる限り表皮に近いところでカットする方法で代用可能です。

Q48

毛髪鑑定はどのように実施されるのですか？

A

毛髪中の薬物の分析は、毛髪を細切した後、

⑴　表面汚染の除去

⑵　毛髪からの薬物の抽出

⑶　分析

の手順で行われます。

⑴　表面汚染の除去

毛髪表面は、手や汗などによって汚染されることがあるので、まず、洗剤やメタノールなどで洗浄します。この操作を行っていますので、「毛髪表面に覚醒剤を塗り付けられた」等という言い逃れは通用しません。

⑵　薬物の抽出

洗浄後の毛髪からの薬物の抽出方法としては、毛髪をアルカリ性溶液に数時間浸けて溶解させた後有機溶媒で抽出する方法、毛髪を酸又は酸性アルコール溶液に一夜浸けて抽出する方法などがあり、分析しようとする薬物によってどの方法を用いるか選択します。

⑶　分析

毛髪中の薬物量は、通常、毛髪1mg当たり数ng（1ngは10億分の1g）程度の極微量ですから、分析方法としては、まず、ガスクロマトグラフィー/質量分析（GC/MS）の中でも最も高感度な分析法である選択イオン検出法（SIM、マスフラグメントグラフィーともいいます。コラム参照）を用いて薬物の含有の有無を検索しま

す。含有が推定された場合には、さらに、完全な質量スペクトルを測定して確認します。この段階まで陽性であれば、ほぼ陽性として間違いはないと思われますが、**Q24**の尿鑑定の項で述べたように、裁判における証拠資料として、薬物の検出を断定するためには、検査原理の異なる複数の分析法を実施した結果をもって判断することが必要ですので、さらに、薄層クロマトグラフィー（TLC）による検査を行います。TLC の結果も陽性の場合、鑑定結果は、「資料は、覚醒剤を含有する」となります。しかし、TLCの検出感度（0.1 μg 程度）が GC/MS（0.01 μg 程度）より劣りますので、GC/MS で陽性でもTLC で検出されない場合も出てきます。この場合、鑑定結果としては、「覚醒剤の含有が推定された」としていますが、限りなく黒に近い灰色と考えて差し支えありません。

コラム

選択イオン検出法

GC/MS（**Q29**参照）において、分析しようとする物質に特徴的なイオンを選択し、そのイオンの質量のみが検出されるように装置の測定条件を設定して、クロマトグラムを記録する方法です。図にメタンフェタミン、アンフェタミンのトリフルオロアセチル誘導体の特徴的なイオン（**Q29**参照）であるm/z154とm/z140で測定した結果を、全イオンクロマトグラムとともに示します。

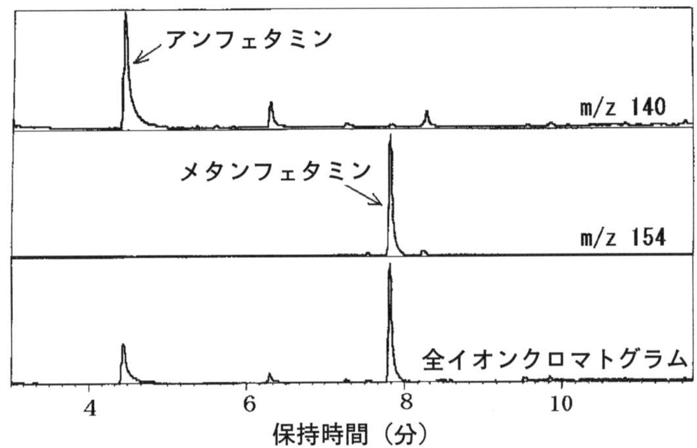

この方法を用いると、他の物質による妨害を受けにくく、非常に選択性の高い、高感度な分析が可能となり、試料量が1pg（1兆分の1g）程度でも分析可能です。

Q 49

尿鑑定と毛髪鑑定とでは、得られる覚醒剤使用歴に関する情報がどのように異なるのですか？

A

尿鑑定からは、最近の覚醒剤使用歴が分かるのに対し、毛髪鑑定からは長期にわたる覚醒剤の使用歴が分かります。

Q 32で述べたように、尿鑑定によって覚醒剤が検出されるのは、覚醒剤摂取後せいぜい１週間～10日間程度であるのに対し、毛髪鑑定では、被疑者の頭髪の長さ（頭髪は１か月に約１cm 伸びます。）によりますが、数か月から数年間の薬物使用を明らかにすることができます。一方、毛髪からは、１～数回（何回かを断定することはできません。）程度の使用では、覚醒剤を検出することは難しく、乱用者の場合にのみ検出が可能です。逆に、毛髪から検出されれば、頻繁に使用していたものと考えられます。

したがって、尿鑑定陽性でも毛髪鑑定では陰性（これまでそれほど乱用はしていないが、少なくともここ数日のうちに使用したような場合等）の場合や、尿鑑定は陰性でも毛髪鑑定は陽性（ここ１週間程度は使用していないが、それ以前は乱用していた場合等）の場合もあります。

Q 50

毛髪鑑定により、覚醒剤の使用時期の推定は可能ですか？

A

頭髪は一般に１月に約１cm 伸びることから、根元から一定間隔に切ってそれぞれの間隔ごとに分析（分割分析）を行えば、覚醒剤の使用時期をある程度推定することは可能です。しかし、毛髪の伸びる速度は、その部位のみならず、人種、性、年齢等個人によって異なることから、分析した毛髪部分が形成された時期を厳密に特定することは難しく、また、毛髪中へ取り込まれた薬物があるバンド幅に固定・保持され毛髪の伸長とともに移動するという考えに反する実験データの報告もあり、現在のところ、分割分析の結果から、薬物の使用時期を特定することは、慎重を期さなければなりません。

毛髪鑑定によって覚醒剤が検出された場合、覚醒剤をある程度長期にわたって摂取していたことは、反論の余地のない事実と考えられます。

次に、毛髪鑑定の結果から、覚醒剤の使用時期、使用量等の使用歴をどの程度まで明らかにできるかが問題となります。分析の結果として得られるのは、薬物の種類はもちろんですが、毛髪中のその濃度と、分割分析を行った場合は、毛幹に沿ったその分布状態です。

まず、薬物の使用量に関してですが、毛髪中薬物濃度と薬物乱用程度には相関がある（薬物使用量が多く、頻繁であるほど毛髪中の薬物濃度が高い）ことは一般に認められております。しかし、管理された条件下で治療薬の投与を受けた患者の場合でさえも、毛髪中の薬物濃度は人によって異なっていたという結果が報告されております。したがって、毛髪中の薬物濃度を基に乱用の程度をある程度推定することは可能ですが、使用した薬物量を推定することはできないと考えられています。

毛幹に沿った薬物の分布は、**Q43**に述べたように、血液中に薬物が存在した時期すなわち薬物の使用時期と関連します。一方、頭髪は一般に1日に平均して約0.35mm（1月に約1cm）伸長することから、分割分析を行えば、薬物使用時期を明らかにできると期待されています。実際、薬物乱用者の毛髪を分割分析すると、刑務所へ入ったり、入院したりして薬物を使用していなかった時期に形成されたと考えられる部分からは、薬物が検出されなかったり、検出されても微量であるという多くの報告があります。しかし、中には、薬物を使用していた時期以外の部位からも薬物が検出され、毛髪中での薬物の拡散や外部からの薬物の取込みを示唆する報告もあります。現在のところ、毛髪中への薬物の取込み、毛髪中での薬物保持のメカニズム等は完全には解明されておりません。また、毛髪の伸長速度には個人差があります。したがって、例えば、根元から2cmまでの部分に高濃度の覚醒剤が検出され、根元から5～6cm程度の毛先にはほとんど検出されなかった場合、「最近2か月以内に頻繁に乱用していた可能性が高い」との推定程度は可能と考えられますが、分割分析の結果から、薬物の使用時期を特定することは、慎重を期さなければなりません。

Q 51

脱色、染色などの処理は毛髪鑑定結果に影響を与えますか？

A

脱色処理や染色処理をした場合、毛髪中の薬物濃度が低くなることが報告されています。しかし、いわゆるカラーマニキュアやカラースプレーのような半永久染毛剤や一時染毛剤、シャンプーは影響を与えないようです。また、薬物の毛髪中への取込みにはメラニン色素が関与していることが示唆されており、同一人でも、黒髪中の覚醒剤濃度の方が、白髪中の濃度より高いことが報告されています。

参考文献：

1) V. Cirimele, P, Kintz, P. Mangin：Drug Concentration in Human Hair after Blesching, *J. Anal. Toxicol.,* **19**, 331–332 (1995).

2) R.E. Joseph, Jr., T.–P. Su, E. J. Cone：In vitro Binding Studies of Drugs to Hair: Influence of Melanin and Lipids on Cocaine Binding to Caucasoid and Africoid Hair, *J. Anal. Toxicol.,* **20**, 338–344 (1996).

3) L. Potsch, G. Skopp：Stability of Opiates in Hair Fibers after Exposure to Cosmetic Treatment, *Forensic Sci. Int.,* **81**, 95–102 (1996).

4) 成原政治，西田憲市，堤　一博，伊東晋治：毛髪中覚せい剤の染毛による影響について，日本鑑識科学技術学会第 2 回学術集会講演要旨集，78 (1996).

5) N. Takayama, S. Tanaka, R. Kizu, K. Hayakawa, *Jpn. J. Toxicol. Environ. Health,* **44**, 116–121 (1998).

覚醒剤の微量薬物分析

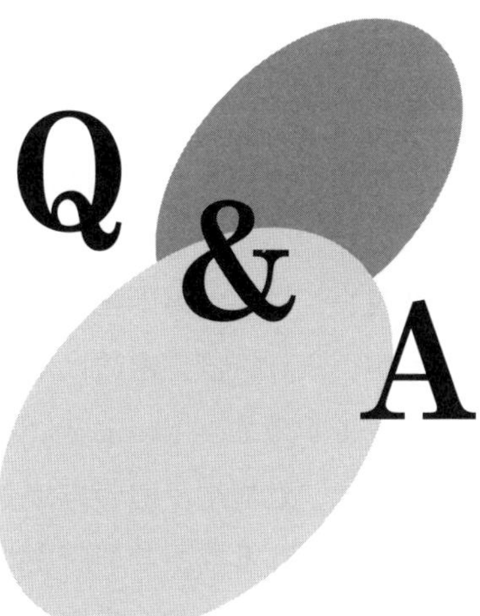

Q52

覚醒剤の微量薬物分析（不純物プロファイル分析）とはどのようなものですか？

A

覚醒剤中に含まれている微量な不純物（**Q53**を参照）を分析し、その結果を比較することによって、各地で押収された覚醒剤の類似性を明らかにし、覚醒剤密売ルートに関する情報を得ようとするものです。

我が国で乱用されている覚醒剤は、主として中国、北朝鮮、タイ等の東南アジア諸国で密造され、密輸されたものであります。覚醒剤の微量薬物分析は、覚醒剤がどこでどのように密造され、どのような経路で密輸され、国内でどのように密売されているかといったことに関して科学的な見地から情報を得るため、覚醒剤中に含まれている微量な不純物を分析・比較し、各地で押収された覚醒剤の類似性を明らかにしようとするものです。

Q53に述べるように、押収した覚醒剤の中には、様々な不純物が微量ながら含有されていますが、それらは、密造に用いた方法や密造後の精製法によって変わってきますので、どのような不純物がどのくらいの量含まれるかということで、覚醒剤密造の方法や、その後の取扱い環境が分かるのです。また、異なる場所で押収された覚醒剤を分析して、それらが全く同じ不純物を同じ量含んでいたとすれば、それらは、同じ密造所で同時に製造されたものであり、密売の過程で小分けされ、不法に流通していたことになり、それらを所持していた被疑者の間には何らかのつながりがあることが推定されます。

このように、これまで、被疑者の供述からしか得られなかった覚醒剤の密売ルートに関する情報が科学的裏付けをもって証明されることになります。

Q 53

覚醒剤に含まれる微量不純物とはどのようなものですか？

A

覚醒剤密造の際に用いられた反応原料、触媒あるいは密造の過程で生成した反応中間体や副生成物などです。

覚醒剤メタンフェタミンの製造法としては、**Q 5**に述べたようにいくつかの方法があります。我が国で乱用されている覚醒剤メタンフェタミンのほとんどは、エフェドリンを原料として密造されたものと考えられますが、このエフェドリンを原料に覚醒剤を製造する方法にも幾通りもの方法があります。中でも、密造に用いられている方法は、いずれも比較的簡単で、反応の効率も良い方法です。しかしながら、化学的な反応の場合、どのようにうまく行っても、原料のエフェドリンを完全にすべてメタンフェタミンに変換することはできません。原料の一部が必ずわずかに残存し、さらに反応の過程で目的としない反応が起こって、メタンフェタミン以外の化合物も生成されてしまいます。そして、これらのメタンフェタミン以外の化合物が、メタンフェタミンの精製を繰り返しても必ずわずかに残存します。これらの物質すなわち原料のエフェドリンやメタンフェタミン製造過程で副生した化合物を総称して不純物と呼んでいます。

押収した覚醒剤からは、エフェドリン、クロロエフェドリン、メタンフェタミン2量体、1,2−ジメチル−3−フェニルアチリジン等が検出されています。

参考文献：

1)　K. Tanaka, T. Ohmori, T. Inoue：Analysis of Impurities in Illicit Methamphetamine, *Forensic Sci. Int.,* **56**, 157–165 (1992).

2)　井上堯子：不純物プロファイル分析（化学指紋）による乱用薬物物件の識別, 法中毒, **10**, 204–217 (1992).

Q54

微量薬物分析に必要な資料量はどのくらいですか？

A

我が国で乱用されている覚醒剤メタンフェタミンの純度は非常に高く、通常95%以上です。したがって、含有される不純物は少なく、これらを分析しようとする微量薬物分析には比較的多量の試料を必要とします。微量薬物分析に必要な資料量は0.1g以上です。

Q55

微量薬物分析はどのように実施されるのですか？

A

覚醒剤結晶を緩衝液に溶解し、炭酸ナトリウム溶液を加えてアルカリ性とした後、内部標準物質（テトラトリアコンタン）を含む少量の酢酸エチルで抽出、得られた抽出物をキャピラリーカラムを用いたガスクロマトグラフィー（GC）で分析します。

Q56で述べるように、最終的にはGC分析で得られたガスクロマトグラム（一例を図に示します。）を比較して、各押収覚醒剤の類似性を調べるので、いつ、どこで分析しても同じ結果が得られるよう統一した抽出法、GC装置、GC分析条件が用いられています。さらに、比較のためには、同じ物質が常に同じ保持時間（横軸）を持つピークとして出現することが必須ですので、必ず横軸のずれを調べるための物質（内部標準物質）を故意に添加し、ずれを自動的に補正するシステムになっています。

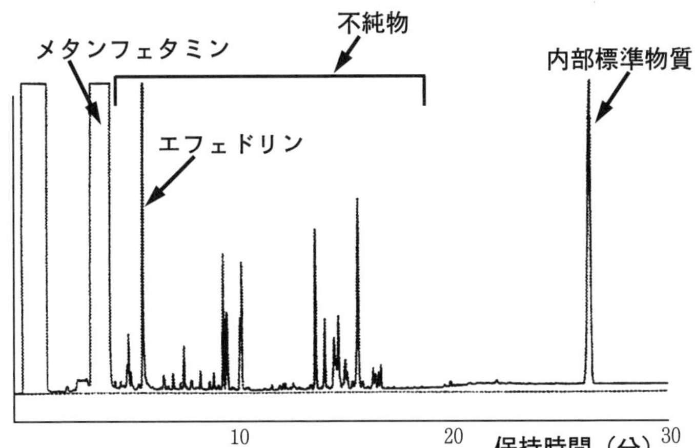

Q 56

覚醒剤物件の類似性の照合はどのように実施されるのですか？

A

比較しようとする覚醒剤から得られたガスクロマトグラムの類似性を、統計学的な手法の一つであるユークリッド距離（距離が小さいほど似ています。）を用いて数値化し、検索・照合を行います。さらに、距離が小さく、類似している可能性の高いものについては、最終的にクロマトグラムを実際に比較して、同一性の照合を行います。

次図に由来が同一である覚醒剤を分析した結果と、由来が異なる覚醒剤を分析した結果を示します。

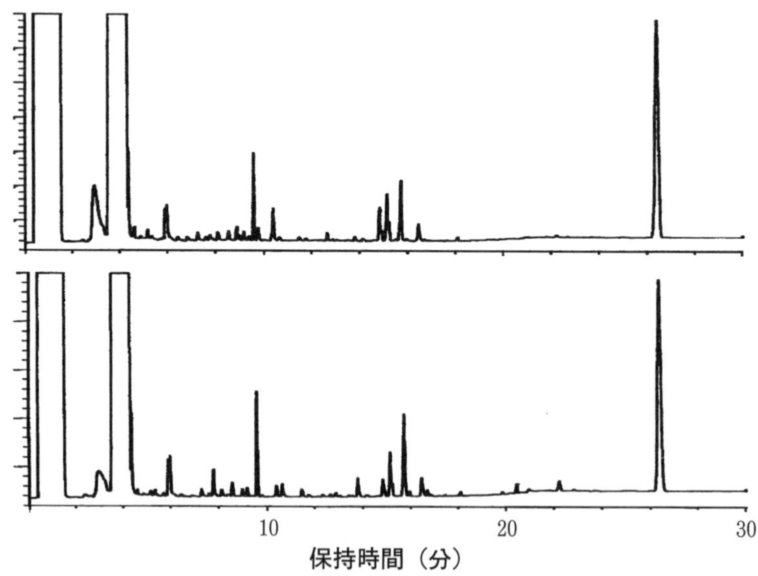

由来が同一であると推定される覚醒剤のガスクロマトグラムの一例

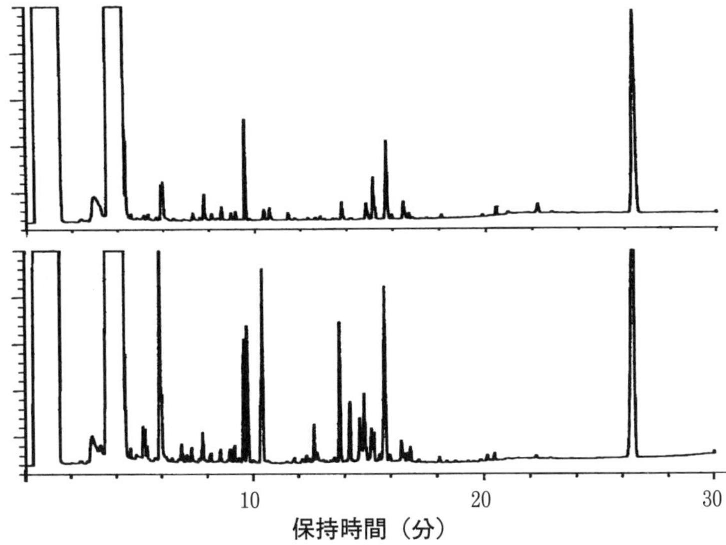

由来の異なる覚醒剤のガスクロマトグラムの一例

このように、図のパターンが完全に異なっていれば、一見して由来が異なる覚醒剤であることが分かりますが、類似している分析結果がどの程度類似しているのか客観的に判断するためには、何らかの尺度が必要です。

そこで、現在行われている覚醒剤物件の類似性の照合では、分析結果から、自動的に不純物ピークを選び出し、内部標準物質に対する相対的な量を計算して、類似性を判定する装置が導入されています。

この判定のためには、いろいろな統計的手法がありますが、現在ユークリッド距離を用いた判定法が使用されており、類似していると推定された覚醒剤の分析結果が自動的に選び出されるようになっています。このような資料同士については、実際のクロマトグラムを目視で比較し、最終的な判定を行います。不純物が極端に少ない資料の場合には、クロマトグラムが明らかに異なっている資料とのユークリッド距離も小さくなる傾向があるなど、数値計算のみでは類似性の最終的な判断を行うことは難しく、目視による比較が不可欠となります。

〔著者略歴〕

井上堯子（いのうえ　たかこ）

富山県生まれ。1968年、お茶の水女子大学理学部化学科卒業。薬学博士。警察庁科学警察研究所化学第一研究室主任研究官、化学第一研究室長、法科学第三部長を経て、1998年5月退職。

田中　謙（たなか　けん）

鹿児島県生まれ。1983年、富山医科薬科大学薬学部薬科学科卒業。1985年同大学大学院薬学研究科博士前期課程修了。薬学博士。警察庁科学警察研究所化学第一研究室主任研究官、鹿児島県警察本部生活安全部生活保安課課長補佐、警察庁薬物対策課付 JICAタイ国派遣専門家を経て、2005年より2014年まで富山大学に勤務。

改訂版
覚醒剤Q＆A　―捜査官のための化学ガイド―

平成20年12月1日　初　版　発　行
令和6年4月10日　初版12刷発行

著　者　井上堯子・田中　謙
発行者　星　沢　卓　也
発行所　東京法令出版株式会社

112-0002　東京都文京区小石川5丁目17番3号　03(5803)3304
534-0024　大阪市都島区東野田町1丁目17番12号　06(6355)5226
062-0902　札幌市豊平区豊平2条5丁目1番27号　011(822)8811
980-0012　仙台市青葉区錦町1丁目1番10号　022(216)5871
460-0003　名古屋市中区錦1丁目6番34号　052(218)5552
730-0005　広島市中区西白島町11番9号　082(212)0888
810-0011　福岡市中央区高砂2丁目13番22号　092(533)1588
380-8688　長野市南千歳町1005番地
〔営業〕TEL 026(224)5411 FAX 026(224)5419
〔編集〕TEL 026(224)5412 FAX 026(224)5439
https://www.tokyo-horei.co.jp/

ISBN978-4-8090-1464-2